Daniel José Olazabal Guerra

COMPETENCIAS INFORMACIONALES EN ESTUDIANTES DE TECNOLOGÍA DE LA SALUD

Daniel José Olazabal Guerra

COMPETENCIAS INFORMACIONALES EN ESTUDIANTES DE TECNOLOGÍA DE LA SALUD

Hacia una propuesta de estrategia metodológica.

Editorial Académica Española

Imprint

Cover image: www.ingimage.com

Publisher:
Editorial Académica Española
is a trademark of
Dodo Books Indian Ocean Ltd. and OmniScriptum S.R.L publishing group

120 High Road, East Finchley, London, N2 9ED, United Kingdom
Str. Armeneasca 28/1, office 1, Chisinau MD-2012, Republic of Moldova, Europe
Printed at: see last page
ISBN: 978-613-9-41225-9

COMPETENCIAS INFORMACIONALES EN ESTUDIANTES DE TECNOLOGÍA DE LA SALUD.

Hacia una propuesta de Estrategia Metodológica.

Daniel José Olazabal Guerra

2024

PENSAMIENTO

"En tiempos de cambio, quienes estén abiertos al aprendizaje se adueñarán del futuro, mientras que aquellos que creen saberlo todo estarán bien equipados para un mundo que ya no existe"

Eric Hoffner.

RESUMEN

Las Tecnologías de la Información y las Comunicaciones, constituyen en la actualidad una importante herramienta de trabajo en función de dinamizar el proceso de investigación científica a todos los niveles. En la actualidad, las competencias digitales, promueven las sociedades del conocimiento, los estudiantes y docentes deberían entender su presencia en los diversos ambientes de tipo virtual como la forma para generarlas, debido a que el uso de entornos web promueve la habilidad y actitud que se adecua al fortalecimiento de competencias esenciales en el siglo XXI. A partir de la sistematización realizada a documentos normativos de la Educación Médica Superior en Cuba para el pregrado, se detectan dificultades en el desarrollo de acciones durante el proceso de enseñanza – aprendizaje desde el currículo en el desarrollo de competencias informacionales de los recursos humanos que se forman en carreras de Tecnología de la Salud en la Universidad de Ciencias Médicas de La Habana, unido al desuso de actividades para desarrollar las competencias informacionales a través de la utilización de las TIC. Es por ello que el autor se propuso implementar una estrategia metodológica para el empleo de las TIC en el desarrollo de competencias informacionales en estudiantes de la Facultad de Tecnología de la Salud de la Universidad de Ciencias Médicas de La Habana. La estrategia metodológica fue validada por expertos, los estudiantes según encuesta de satisfacción, así como por los resultados durante el desempeño académico y a partir de instrumentos de diagnóstico al inicio y final de la implementación.

Palabras claves: TIC, ALFIN, competencias informacionales, estrategia metodológica, gestión de la información.

ABSTRACT

Information and Communication Technologies are currently an important work tool in order to boost the process of scientific research at all levels.

At present, digital competencies promote knowledge societies, students and teachers should understand their presence in the various virtual environments as the way to generate them, because the use of web environments promotes the ability and attitude that is suitable for the strengthening of essential competencies in the 21st century. From the systematization carried out to normative documents of Higher Medical Education in Cuba for the undergraduate, difficulties are detected in the development of actions during the teaching-learning process from the curriculum in the development of informational competencies of the human resources that are trained in careers of Health Technology at the University Of Medical Sciences Of Havana. Coupled with the disuse of activities to develop information skills through the use of ICT. That is why the author proposed to implement a methodological strategy for the use of ICT in the development of informational competencies in students of the Faculty of Health Technology of the University Of Medical Sciences Of Havana. The methodological strategy was validated by experts, the students according to a satisfaction survey, as well as by the results during the academic performance and from diagnostic instruments at the beginning and end of the implementation.

Keywords: ICT, ALFIN, information skills, methodological strategy, information management.

ÍNDICE DE CONTENIDO

INTRODUCCIÓN

Las tecnologías de la información y las comunicaciones (TIC), constituyen en la actualidad una importante herramienta de trabajo en función de dinamizar el proceso de investigación científica a todos los niveles. La utilización eficiente de estas tecnologías contribuye favorablemente a un mayor grado de profesionalización tecnológica a los profesionales en proceso de formación permanente, que le permita enfrentar una investigación acorde a los avances de la sociedad en el presente siglo [1, 2].

El interés por el estudio de las TIC presenta un incremento en los distintos campos disciplinares en los que repercute, incluyendo el ámbito educativo al reconocer el impacto que ejerce en esta. A medida que avanza el tiempo emergen nuevas tecnologías e innovaciones, razón por la cual se hace relevante involucrar las TIC en el proceso de enseñanza y aprendizaje para ofrecer una educación de calidad y actualizada [3].

En la sociedad de la información, como no podría ser de otro modo, las nuevas tecnologías para acceder, procesar y transmitir la información, las nuevas formas de comunicación determinan que gran parte de los contenidos y competencias de la formación básica necesaria en la actualidad tengan relación directa con las TIC y los medios, así lo reflejan expresiones como alfabetización informática, audiovisual, multimedia, digital, mediática, informacional, todas ellas relacionadas entre sí y llamadas a converger [4].

Es necesario analizar la definición de competencia, la cual es considerada como la movilización de conocimiento, habilidad, actitud y valor que la persona muestra cuando actúa eficazmente frente a diversos problemas a partir de sus características y experiencias propias. Es por ello, que alude a un grupo de conocimientos, procedimientos y actitudes que se combinan, de forma coordinada e integrada, en el sentido de que la persona ha de saber hacer y saber estar para el desarrollo profesional [5, 6].

En la sociedad del conocimiento que se plantea vive la humanidad, la información cumple un rol clave y resulta importante adquirir competencias y/o habilidades informacionales, para acceder de manera eficaz a la mayor cantidad de recursos de información, los cuales, formarán parte de los nuevos conocimientos. Es por ello, que las instituciones educativas no se pueden mantener ajenas a esta realidad, y deben garantizar que los estudiantes egresen contando con competencias informacionales (CI), competencias básicas para ser mejores profesionales y ciudadanos, capaces de interactuar y manejar el crecimiento exponencial de información de manera oportuna [7–9].

En la actualidad, las competencias digitales, promueven las sociedades del conocimiento, los estudiantes y docentes deberían entender su presencia en los diversos ambientes de tipo virtual como la forma para generarlas, debido a que el uso de entornos web promueve la habilidad y actitud que se adecua al fortalecimiento de competencias esenciales en el siglo XXI [5, 10–12].

Desde el punto de vista epistemológico, dichas competencias transversales, poseen un carácter interdisciplinar, multidisciplinar y transdisciplinar, al adentrarse a un estudio por naturaleza, complejo [1].

Desde finales del siglo XX, la Educación Superior ha experimentado el progresivo desplazamiento del modelo tradicional basado en el proceso de enseñanza, a un modelo alternativo basado en el aprendizaje en el que los estudiantes son los protagonistas. Este nuevo modelo ha sido favorecido por el acelerado desarrollo de las TIC y la aplicación a la esfera de la educación. El empleo de estas tecnologías en el contexto educacional ha facilitado el desarrollo en los estudiantes de las competencias para auto dirigir su aprendizaje, proceso en el que el profesor asume el papel de facilitador y guía [13].

Varios países en la actualidad han propuesto modificar sus leyes orgánicas de universidades, proponiendo nuevas estructuras para la enseñanza de pre y postgrado en sus titulaciones. En estas instituciones, los nuevos planes de estudio de las titulaciones de grado incorporan, además de los conocimientos temáticos, diferentes competencias transversales, entre las que destacan el uso de herramientas informáticas y la habilidad en la búsqueda, el análisis y la gestión de la información [1, 14].

Por tal motivo las TIC dejan de ser tan solo herramientas tecnológicas en la educación, sino que se convierten en una de las competencias básicas a desarrollar en el proceso de enseñanza-aprendizaje [11, 15].

Cuba transita desde hace algunos años por un proceso que se ha definido como informatización de la sociedad: uno de los tres pilares que respalda la gestión gubernamental. En ese camino, Cuba asume nuevos preceptos que la llevan hacia la transformación digital: un nuevo momento en el que se integran las tecnologías digitales en todos los ámbitos de la sociedad, donde el centro del hacer son las personas [16].

En el sector de la Salud, el proceso de informatización constituye una de las claves del Programa Estratégico de Informatización del Ministerio de Salud Pública (MINSAP), órgano rector del Sistema Nacional de Salud (SNS). Este programa es implementado por etapas en los procesos de salud, que abarca todas las instituciones pertenecientes al sector (asistenciales, docentes, investigativas, empresariales) [17, 18].

El objetivo de este programa resulta incrementar la calidad y optimizar los servicios a la población a partir del impacto de la utilización de las TIC. Para lograr esta meta se trabaja de forma integrada y sistemáticamente en tres principios fundamentales, la infraestructura, las soluciones informáticas y la formación y capacitación de los recursos humanos [17].

En el contexto de los países subdesarrollados los profesionales de la salud, deben utilizar las TIC para desarrollar la formación de las competencias informacionales, ser capaces de identificar qué información necesitan localizar, dónde encontrarla, cómo obtenerla, cómo analizarla y evaluarla, luego se está en el deber de comunicarla [19].

La alfabetización informacional en el SNS tiene sus antecedentes, en las actividades de Educación a Usuarios e Instrucción Bibliográfica que se realizaban en el Centro Nacional de Información de Ciencias Médicas/Infomed (Órgano Coordinador Nacional de la Red de Bibliotecas de Información Científico Técnica), la Biblioteca Médica Nacional y las diferentes bibliotecas que conforman el Sistema Nacional de Información Científico Técnica en Salud, desde mucho antes de la década de los 90 [20].

A partir de la sistematización realizada a documentos normativos de la Educación Médica Superior en Cuba para el pregrado, se detectan dificultades en el desarrollo de acciones durante el proceso de enseñanza-aprendizaje desde el currículo en el desarrollo de competencias informacionales de los recursos humanos que se forman en carreras de Tecnología de la Salud en la Universidad de Ciencias Médicas de La Habana [19], unido al desuso de actividades para desarrollar las competencias informacionales a través de la utilización de las TIC.

Durante la observación realizada en la Facultad de tecnología de la Salud de la Universidad de Ciencias Médicas de La Habana, se detectó que la biblioteca médica no logró prestar todos sus servicios debido a la falta de recurso humano especializado durante el año 2022, unido a las afectaciones provocadas en la infraestructura docente por el paso del Huracán Ian que dañó parte de las aulas y provocó el empleo de la biblioteca como aula. Durante este tiempo, ha existido un marcado desuso de las TIC allí disponibles para el desarrollo de competencias informacionales en los estudiantes.

Por otra parte, la Federación Estudiantil Universitaria (FEU) realizó durante el pasado año su décimo congreso. En su sesión a nivel de facultad los estudiantes, excepto los de la carrera Sistemas de Información de la Salud (SIS), emitieron los planteamientos los siguientes:

- Existe carencia de habilidades para la búsqueda de información.
- Resulta necesario recibir los servicios de la biblioteca médica de la facultad.
- Necesidad de capacitación sobre el acceso y cómo interactuar en el aula virtual.

Con estos antecedentes y la experiencia del autor como profesor principal de la asignatura Competencias Informacionales en la carrera Sistemas de Información en Salud de la Facultad de Tecnología de la Salud de la Universidad de Ciencias Médicas de La Habana, como docente de la mencionada carrera por más de 13 años desde su antecesora en los planes de estudio C y D, ser autor de los programas de varias asignaturas y en el ejercicio de la profesión como graduado de la misma, hace posible se identifique la situación problemática que justifica la investigación: los estudiantes de la Facultad de Tecnología de la Salud de la Universidad de Ciencias Médicas de La Habana, presentan insuficiencias en el desarrollo de las CI durante su formación de pregrado.

Tras evaluar lo anterior, se establece una clara contradicción entre el modelo de profesional competente en información que exige la sociedad en la actualidad y el profesional que egresa de la formación universitaria sin desarrollar las competencias informacionales. Al considerar la situación descrita, se ha definido el siguiente diseño teórico de la investigación:

Problema de investigación: ¿Cómo contribuir al desarrollo de competencias informacionales en estudiantes de la Facultad de Tecnología de la Salud de la Universidad de Ciencias Médicas de La Habana con el empleo de las TIC?

Objeto de estudio: Proceso de desarrollo de competencias informacionales en estudiantes universitarios.

Campo de acción: Desarrollo de competencias informacionales en los estudiantes de la Facultad de Tecnología de la Salud de la Universidad de Ciencias Médicas de La Habana con el empleo de las TIC.

Sistema de Objetivos:

Objetivo general: Implementar una estrategia metodológica para el desarrollo de competencias informacionales en estudiantes de la Facultad de Tecnología de la Salud de la Universidad de Ciencias Médicas de La Habana con el empleo de las TIC.

Objetivos específicos:

1. Caracterizar el estado del arte en la implementación de estrategias metodológicas para el desarrollo de competencias informacionales en la educación superior a través del empleo de las TIC.
2. Implementar la estrategia metodológica para el desarrollo de competencias informacionales para estudiantes de la Facultad de Tecnología de la Salud de la Universidad de Ciencias Médicas de La Habana con el empleo de las TIC.
3. Validar la estrategia metodológica a partir del criterio de expertos y de usuarios.

Para resolver el problema científico y cumplir el objetivo, se planifican cuatro **interrogantes científicas** con sus correspondientes tareas que a continuación se muestran:

1. ¿Qué referentes teóricos sustentan la implementación de estrategias metodológicas para el desarrollo de competencias informacionales en la educación superior a través del empleo de las TIC?

2. ¿En qué estado se encuentra el desarrollo de las competencias informacionales en estudiantes de la Facultad de Tecnología de la Salud de la Universidad de Ciencias Médicas de La Habana?

3. ¿Qué elementos debe tener la estrategia metodológica para el desarrollo de competencias informacionales con el empleo de las TIC para estudiantes de la Facultad de Tecnología de la Salud de la Universidad de Ciencias Médicas de La Habana?

4. ¿Qué resultados se obtienen al implementar la estrategia metodológica para el desarrollo de competencias informacionales con el empleo de las TIC para estudiantes de la Facultad de Tecnología de la Salud de la Universidad de Ciencias Médicas de La Habana?

En la investigación se destaca la utilización de los siguientes métodos de la investigación científica:

Métodos teóricos:

- El **analítico-sintético** para la descomposición del problema de investigación en elementos que permitan su análisis individualizado con el fin de descubrir las características generales que puedan ser aplicadas en la estrategia metodológica propuesta.
- El **método inductivo-deductivo** permitió el paso del conocimiento particular al general, al reflejar los elementos coincidentes en los elementos estudiados y establecer las relaciones que estos

tienen entre sí en la conformación de los elementos sustantivos de la estrategia metodológica para el desarrollo de competencias informacionales, lo que facilitó la concepción de la propuesta.

- El **método análisis histórico-lógico** para el análisis crítico de investigaciones asociadas al uso de las TIC en el desarrollo de competencias informacionales, con el objetivo de establecer un punto de partida y comparación con los resultados esperados.
- El **análisis documental** posibilitó enmarcar el proceso de desarrollo en competencias informacionales en el pregrado, al sistematizar trabajos y autores destacados en el tema objeto de estudio de la investigación.
- La **sistematización** se utilizó en la investigación para conocer del criterio de autores relacionados con el objeto de investigación. Se determinó la coincidencia de los diferentes enfoques que se abordan referente al empleo de las TIC en la educación superior y el desarrollo de competencias informacionales.
- La **modelación** posibilitó elaborar el modelo de la estrategia metodológica para el empleo de las TIC en el desarrollo de competencias informacionales a partir de descubrir y estudiar los conocimientos existentes sobre el tema en los encuestados y establecer las relaciones dialécticas de los elementos contentivos en este.
- El **sistémico estructural funcional** permitió la identificación en el modelo de la estrategia metodológica de las interrelaciones entre los elementos necesarios para el desarrollo de las competencias informacionales a través del empleo de las TIC.

Métodos empíricos:

- La **observación** se utilizó para valorar las principales insuficiencias que justifican el problema de la investigación, durante la observación al desempeño académico de los estudiantes encuestados y la viabilidad teórica de la estrategia metodológica propuesta.
- La **encuesta** para obtener el diagnóstico sobre la necesidad de desarrollar competencias informacionales con el empleo de las TIC en los estudiantes, evaluar el nivel de satisfacción con la estrategia metodológica implementada y conocer el nivel de adquisición de las competencias tras el empleo de la estrategia. Se aplicó además a los expertos para la para la validación de la estrategia metodológica propuesta, el instrumento de diagnóstico y la encuesta de satisfacción.

Métodos estadísticos:

Se emplearon métodos y técnicas de la estadística descriptiva y de la inferencial. Entre los métodos descriptivos se emplearon medidas absolutas y relativas para variables cualitativas (frecuencias absolutas) y cuantitativas (media aritmética puntual, mediana, moda y por intervalo de confianza). Entre los métodos de la estadística inferencial se utilizó la Prueba de U Mann-Whitney (para dos muestras independientes) y Kruskal-Wallis (para más de dos muestras independientes). En ambas se utilizó un nivel de significación del cinco por ciento.

Se aplicó la triangulación metodológica para recaudar información, contrastar los resultados, analizar coincidencias y diferencias, que posibilitan valorar el cambio en el desarrollo de las competencias informacionales desde los resultados académicos alcanzados y obtener el inventario de problemas, además de las potencialidades que caracterizan el objeto.

La población definida para la investigación fueron los 1912 estudiantes que constituyeron la matrícula del curso 2022, de la cual se seleccionó una muestra no probabilística a criterio del investigador de 29 estudiantes que constituyeron la matrícula de la carrera del cuarto año del curso regular diurno de la carrera Sistemas de Información en Salud, a partir de ser la única carrera que recibe la asignatura competencias informacionales en el currículo. La muestra se estudió en dos conglomerados conformados por los dos grupos a los que le impartió docencia según la matrícula oficial.

Para el juicio de expertos se seleccionó una muestra no probabilística de cinco especialistas con experiencia en el empleo de las TIC en el proceso docente educativo y competencias informacionales.

Principales aportes de la investigación.

Contribución a la teoría:

- Definición operacional del proceso de desarrollo de competencias informacionales en estudiantes de la Facultad de Tecnología de la Salud de la Universidad de Ciencias Médicas de La Habana.

Aportes prácticos:

- Estrategia metodológica para el empleo de las TIC en el desarrollo de competencias informacionales en estudiantes de la Facultad de Tecnología de la Salud de la UCM-H.

Validación de la propuesta

La estrategia metodológica se validó mediante el criterio de expertos y de usuarios.

Por el **criterio de expertos** se valoró la estrategia metodológica propuesta, el cuestionario diagnóstico y la encuesta de satisfacción. Todos los instrumentos fueron validados por cinco especialistas. Se consideró la voluntariedad de los especialistas a participar de forma anónima, habiendo firmado previamente el consentimiento informado, los que además de ser considerados expertos debieron cumplir el requisito de ser profesores vinculados al área del saber investigada.

Por el **criterio de usuarios** se evaluó la estrategia metodológica a partir del nivel de satisfacción y por medio de los resultados académicos alcanzados en la asignatura durante el cuasi-experimento.

Se consideró la voluntariedad de los estudiantes a participar de forma anónima, para la cual se estableció como criterio de inclusión que fuesen estudiantes de la carrera de Sistemas de Información en Salud de los grupos seleccionados, siendo excluidos el resto de los estudiantes que no cumplieran el criterio mencionado con anterioridad y los que por su propia voluntad decidieran no permanecer en la investigación. Los mismos firmaron el consentimiento informado.

Estructura del trabajo

La **estructura del trabajo** quedó constituida por: Introducción, tres capítulos, Conclusiones, Recomendaciones, y Referencias bibliográficas. Se incluyeron figuras, tablas que facilitan la comprensión del documento. A continuación, se describen los principales elementos abordados en los tres capítulos propuestos:

En el **Capítulo 1. Referentes teóricos del proceso de desarrollo de competencias informacionales con el empleo de las tecnologías de la información y las comunicaciones**: se realiza una revisión bibliográfica sobre el empleo de las TIC en la educación superior, el papel de las TIC en el desarrollo de competencias informacionales y estrategias metodológicas para el empleo de las TIC en el proceso de desarrollo de competencias informacionales.

En el **Capítulo 2. Estrategia metodológica para el empleo de las TIC en el desarrollo de competencias informacionales:** se describe la concepción de la estrategia metodológica para el empleo de las TIC en el desarrollo de competencias informacionales en los estudiantes de la Facultad de Tecnología de la Salud de la Universidad de Ciencias Médicas de La Habana. Se analizan los fundamentos teóricos que sustentan la estrategia metodológica. De igual forma se definen los objetivos y son presentadas las acciones a realizar en cada actividad de la estrategia metodológica propuesta.

En el **Capítulo 3. Implementación y valoración de los resultados:** se presenta el proceso de implementación de la estrategia metodológica diseñada, incluyendo el diagnóstico inicial y la valoración de los resultados a partir de la validación mediante el criterio de expertos y usuarios.

CAPÍTULO I

REFERENTES TEÓRICOS DEL PROCESO DE DESARROLLO DE COMPETENCIAS INFORMACIONALES CON EL EMPLEO DE LAS TECNOLOGÍAS DE LA INFORMACIÓN Y LAS COMUNICACIONES

Capítulo I. Referentes teóricos del proceso de desarrollo de competencias informacionales con el empleo de las tecnologías de la información y las comunicaciones

Introducción al capítulo.

En el capítulo se describen los referentes teóricos que sustentan la estrategia metodológica para el desarrollo de competencias informacionales con el empleo de las TIC. Se describen los tipos y estructura de las competencias, la definición y clasificación, según la tendencia, y los procesos ejecutados para el desarrollo de competencias informacionales en los recursos humanos en Ciencias Médicas.

Se sistematizan las principales metodologías, estrategias y modelos de formación y desarrollo de las competencias informacionales y la relación entre las TIC, el empleo en la educación superior y papel en el desarrollo de las competencias informacionales. Se fundamenta la implementación de una estrategia metodológica para el empleo de las TIC en el desarrollo de las competencias informacionales en los estudiantes de la Facultad de Tecnología de la Salud de la Universidad de Ciencias Médicas de la Habana.

El proceso de desarrollo de competencias informacionales con el empleo de las tecnologías de la información y las comunicaciones se sustenta en cuatro núcleos teóricos: proceso, desarrollo, las competencias informacionales y las tecnologías de la información y las comunicaciones.

1.1. Proceso

El Diccionario de la Real Academia Española [21] presenta varias definiciones de proceso, de las cuales el autor asume las siguientes:

1. m. Acción de ir hacia delante.

2. m. Transcurso del tiempo.

3. m. Conjunto de las fases sucesivas de un fenómeno natural o de una operación artificial.

Maldonado [22] plantea que un proceso puede ser definido como un conjunto de actividades interrelacionadas entre sí que, a partir de una o varias entradas de materiales o información, dan lugar a una o varias salidas también de materiales o información con valor añadido. Los procesos deben estar correctamente gestionados empleando distintas herramientas de la gestión de procesos. También refiere que es un conjunto de acciones y tareas que se realizan de forma secuencial, y que en su conjunto proporcionan valor añadido a los clientes.

Señala, además, que la incorporación de las nuevas tecnologías de la información permite redefinir los procesos alcanzando grados de eficacia y eficiencia inimaginables hace unos años. De igual forma, lo asume como el conjunto de recursos y actividades interrelacionados que transforman elementos de entrada en elementos de salida. Los recursos pueden incluir personal, finanzas, instalaciones, equipos, técnicas y métodos.

Refiere, en tanto, que en la serie de normas internacionales ISO-9000 [23] (sistemas de gestión de la calidad)se define un proceso como "conjunto de actividades mutuamente relacionadas o que interactúan, las cuales transforman elementos de entrada en resultados".

El autor, a partir de las definiciones anteriores, asume para la investigación la planteada en las normas ISO-9000.

1.2. Desarrollo

El Diccionario de la Real Academia Española [21] refiere, entre otras acepciones, que el desarrollo es la acción y efecto de desarrollar o desarrollarse, entendiendo como desarrollar las siguientes definiciones, de acuerdo al objetivo de la presente investigación:

1. Aumentar o reforzar algo de orden físico, intelectual o moral.

2. Exponer con orden y amplitud una cuestión o un tema.

3. Realizar o llevar a cabo algo. Desarrolló una importante labor.

4. Dicho de una comunidad humana: Progresar o crecer, especialmente en el ámbito económico, social.

El desarrollo es un concepto histórico, lo que quiere decir que no tiene una definición única, sino que éste ha evolucionado de acuerdo al pensamiento y los valores dominantes de la sociedad [24].

El concepto de desarrollo se relaciona con la idea de futuro que cada sociedad se propone como meta para el colectivo humano. El desarrollo hay que entenderlo como una categoría a futuro. Cuando establecemos las prioridades de lo que entendemos por desarrollo, en última instancia, no estamos sino afirmando cuál es nuestra visión de lo que queremos en el futuro [24].

Uno de los conceptos más controvertidos es el de desarrollo (referido al desarrollo de un país). La literatura no presenta un consenso al respecto, por lo que es posible encontrar varias definiciones, en algunos casos incompatibles [25].

A partir de la sistematización anterior, el autor asume para la investigación la primera definición emitida por el Diccionario de la Real Academia Española, referida a aumentar o reforzar algo de orden físico, intelectual o moral.

1.3. Competencias Informacionales

1.3.1. Competencias. Definición. Tipos y estructura

El término competencia proviene del latín *competentia*, desde el siglo XV significa incumbir a, pertenecer a, corresponder a, dando lugar al sustantivo competencia con el significado de "lo que corresponde a una persona hacer con responsabilidad e idoneidad" y el adjetivo competente con el significado apto o adecuado.

Se define enfatizando diversos aspectos en el marco del establecimiento de metodologías innovadoras para evaluar el aprendizaje y la calidad de la educación, como un cambio a las metodologías basadas en la memorización y repetición mecánica de datos para pasar a reconocer procesos cognitivos -percepción, atención, comprensión, inteligencia y lenguaje- y las capacidades cognitivas -interpretación, argumentación y proposición-, para mejorar la evaluación de los aprendizajes teniendo en cuenta enfoques basados en el saber hacer en contexto. Así, el concepto de competencias se incorpora a la educación formal desde el campo del lenguaje, desde la competencia lingüística y la competencia comunicativa [26].

En la teoría de las inteligencias múltiples de Gardner, todos los seres humanos poseen en mayor o menor medida ocho tipos de inteligencia que pueden manifestarse o no dependiendo de los diferentes factores culturales y ambientales: lingüística, naturalista, musical, intrapersonal, interpersonal, lógico-matemática, viso-espacial y corporal-cinestésica. Teniendo en cuenta está multiplicidad, se podría conceptualizar las competencias como manifiesta Tobón (definición que asume el autor para la investigación):

"Procesos integrales de actuación entre actividades y problemas de la vida personal, la comunidad, la sociedad, el ambiente ecológico, el contexto laboral-profesional, la ciencia, las organizaciones, el arte y la recreación, aportando a la construcción y transformación de la realidad, para lo cual se integra el saber ser (automotivación, iniciativa, valores y trabajo colaborativo con otros) con el saber conocer (conceptualizar, interpretar, y argumentar) y el saber hacer (aplicar procedimientos y estrategias), teniendo en cuenta los retos específicos del entorno, las necesidades personales de crecimiento y los procesos de incertidumbre, con espíritu de reto, idoneidad y compromiso ético" [26].

La Dirección General de Educación y Cultura de la Comisión Europea, en el Programa cultura 2007-13 [27], considera que el término "competencia" se refiere a una combinación de destrezas, conocimientos, aptitudes y actitudes, y a la inclusión de la disposición para aprender, además del saber cómo:

> "Las competencias clave representan un paquete multifuncional y transferible de conocimientos, destrezas y actitudes que todos los individuos necesitan para su realización y desarrollo personal, inclusión y empleo".

En el ámbito educativo se considera que las competencias son acciones integrales que surgen de una educación orientada al desarrollo de las diferentes potencialidades del sujeto, considerando su contexto y los diferentes escenarios educativos, así como su multidimensionalidad. Se pueden clasificar en específicas y básicas-genéricas [26]:

- Competencias específicas: Son las propias de una determinada ocupación o profesión, por lo tanto, poseen un alto grado de especialización, así como procesos educativos específicos (programas técnicos, de formación para el trabajo y en educación superior).
- Competencias básicas-genéricas: También denominadas transversales, para la vida son fundamentales para alcanzar la realización personal, capacitan y habilitan para integrarse con éxito en la vida profesional, laboral y social, se pueden formar en la educación básica, media y superior.

Las competencias "se adquieren mediante procesos sistemáticos de enseñanza y aprendizaje en la familia, la sociedad y las instituciones educativas". Estas fueron sistematizadas por el Instituto CIFE a partir de proyectos internacionales, entre ellos: Scans 1992, Tuning 2005 y DeSeCo 2005 [26]. Se identifican las siguientes competencias básicas-genéricas esenciales:

1) Autogestión de la formación
2) Comunicación oral y escrita
3) Comunicación oral y escrita en una segunda lengua

4) Trabajo en equipo y liderazgo
5) Gestión de la información y del conocimiento
6) Resolución de problemas con base en las matemáticas
7) Resolución de problemas con base en las ciencias naturales
8) Emprendimiento
9) Investigación
10) Gestión de la calidad.

Las competencias en la actualidad se definen y clasifican según su tendencia, dependen de la acción de los profesionales, por la relación con las actitudes, habilidades y valores que mantengan en sus modos de actuación [28].

Constituyen la base objetiva necesaria para integrar tanto los procesos desarrollados por cada individuo y estos en el trabajo, la vida social, el lugar y período histórico en que se desarrolla la vida profesional, la interrelación del proceso docente y asistencial en que se desempeñe, lo cual responderá a las necesidades de la sociedad y pudiera plantearse que puede apoyar el equilibrio entre los profesionales con los centros académicos formadores de los recursos humanos [28].

1.3.2. Competencias informacionales. Definiciones y modelos.

En las competencias de gestión de la información y del conocimiento, con los avances tecnológicos y la cantidad de volúmenes de información que se generan y difunden permanentemente, es fundamental contemplar los criterios en la estrategia de búsqueda de la información en su selección, clasificación, recuperación, análisis y uso teniendo en cuenta la propiedad intelectual y la diversidad de fuentes [26, 29–32].

Lo anterior, depende de varios factores, entre ellos las habilidades o competencias informacionales que requiere un individuo y que en gran medida les corresponde una mayor responsabilidad a las instituciones educativas para contribuir en su formación fortaleciendo el aprendizaje y la investigación a través de habilidades en el uso, gestión y comunicación de la información. Por lo tanto, es importante contar con espacios que contribuyan con los procesos de formación integral de la comunidad educativa para generar procesos de adquisición de conocimientos sobre habilidades en información, que favorezcan la transformación de la información en nuevos conocimientos [26, 33–35].

La American Association of School define la competencia en información [36] como la "habilidad de reconocer una necesidad de información y la capacidad de identificar, localizar, evaluar, organizar, comunicar y utilizar la información de forma efectiva, tanto para la solución de problemas como para el aprendizaje a lo largo de la vida" [27].

Las competencias informacionales, según la Comisión Mixta de la Conferencia de Rectores de las Universidades Españolas (CRUE-TIC) y la Red de Bibliotecas Universitarias (REBIUN), son "el conjunto de conocimientos, habilidades, disposiciones y conductas que capacitan a los individuos para reconocer cuándo necesitan información, dónde localizarla, cómo evaluar su idoneidad y darle el uso adecuado de acuerdo con el problema que se les plantea" [37].

Quindemil Torrijo EM [38] asume que las competencias informacionales se adquieren por medio de la alfabetización informacional y se definen como el conjunto de las capacidades, conocimientos, habilidades, actitudes y valores para definir una necesidad informacional, buscar, encontrar, seleccionar, evaluar, usar y comunicar información de forma eficaz, con sentido ético, reflexivo y crítico. Esta definición de competencias informacionales es la asumida por el autor para la investigación.

González García en su tesis doctoral, aborda la competencia en Gestión de la Información como una de las cinco competencias investigativas con enfoque interdisciplinario para las tecnologías de la salud, al definirlas como el desarrollo de habilidades en la búsqueda y procesamiento de la información con el uso de las nuevas tecnologías, para el empleo eficiente y óptimo de los recursos. Encaminadas a localizar fuentes de información, y su procesamiento, así como, organizar la bibliografía al utilizar los estándares establecidos en cada caso [39].

Las competencias informacionales infieren aspectos propios de cada individuo desde los emotivos hasta los cognitivos y actitudinales, asociados a las destrezas en el uso de las tecnologías, al acceso a redes en la búsqueda, la gestión de la información, así como la necesidad de un aprendizaje autónomo; a la vez, imbrican a otros al interactuar en un contexto; siendo dinámicas y cambiables en la medida que se avanza como ser social.

Basados en las propuestas y normas de ALFIN han surgido modelos, desarrollados por la ACRL/ ALA 2000 (Elaboradas por la Association of College and Research Libraries), en Estados Unidos, los ANZIIL, en Australia y Nueva Zelanda [19, 40–42], algunos de los que se pueden implementar, coinciden en la metodología y en el dominio de competencias, para determinar, acceder, evaluar, utilizar y comprender muchos de los problemas que se relacionan con el uso de la información, así como utilizarla de forma ética y legal [33–35].

Los modelos para aplicar en un programa de ALFIN deberán tener un enfoque multidisciplinario que permita la enseñanza y el aprendizaje, estimule el pensamiento crítico, permita la interrelación entre estudiantes, profesores y bibliotecarios, para relacionar las actividades diarias con las asignaturas incluidas en el plan de estudios [19, 41, 43].

El autor coincide con la reseña realizada por Zelada,[19] quien sistematizó algunos de los modelos teóricos para la enseñanza de las CI disponibles en la bibliografía consultada. A partir de la sistematización realizada, Zelada [19] los clasifica según los procesos a los que va dirigido. Algunos de los modelos constituyen herramientas para la organización de los procesos de: búsqueda, evaluación, procesamiento y difusión o comunicación de la información [19, 27, 44, 45].

Los modelos más generalizados y que fueron sistematizados son: Modelo Gavilán y Modelo Gavilán 2.0, Modelo OSLA, Modelo Stripling Pitts, Modelo Kuhlthau o Information Seeking Process (ISP), Modelo de Marland e Irving, Modelo PLUS de James Herring, Modelo SCONUL de aprendizaje por proyectos, Modelo de BRUCE, Modelo de educación documental de Benito Morales.

Por último se aborda el Modelo Big6 [19, 44, 46] desarrollado por Mike Eisenberg y Bob Berkowitz. Es un proceso sistemático de solución de problemas de información apoyado en el pensamiento crítico. También podría definirse como las seis áreas de habilidad necesarias para la solución efectiva y eficiente de problemas de información (puntos específicos y estratégicos que ayudan a satisfacer las necesidades de información) o como un currículo completo de habilidades para el uso de la biblioteca y el manejo de la información.

1.3.3. Competencias informacionales en los profesionales de la salud.

La circunscripción de las competencias informacionales en la enseñanza superior trae consigo recurrir a las diferentes normas que, a nivel internacional, declaran los estándares evaluativos que determinan cuando un estudiante es o no competente en información. Estas normativas aparecen en el año 2000 expuestas por la Associationof Collage and Research Libraries (ACRL/ALA) e indistintamente, organizaciones de la profesión en diferentes regiones han incluido otras consideraciones, indicadores y objetivos, declarándose en ellas como denominador común la vinculación de docentes y bibliotecarios para desarrollar propuestas de ALFIN que lleven a la formación de un profesional competente en información [19, 38].

Las competencias núcleo contextualizado y adaptado a las condiciones propias del Sistema Nacional de Salud en Cuba devienen en requisito indispensable para lograr que los profesionales del sector incorporen los conocimientos, habilidades y actitudes para el manejo adecuado de la información científica. Los elementos descritos en cada competencia definen los contenidos del proceso de enseñanza-aprendizaje de las mismas y precisa "el nivel de competencias para que una persona adquiera las habilidades que le hagan ser alfabetizado en información en un determinado estadio evolutivo" [47, 48].

Estas normas propician "que la persona adquiera conciencia de sus saberes, lo que comprende el "saber hacer", el "saber ser" y el "saber" que le permita poner en práctica su potencial para transferir y aprender a lo largo de su vida [47, 49].

Las Competencias Núcleo definen que un trabajador en el contexto de las ciencias de la salud es competente en el manejo de la información si tiene la capacidad para [47, 50, 51]:

1. Determinar la Necesidad de Información.
2. Localizar y acceder adecuadamente a la información que necesita.
3. Evaluar la información por su autenticidad, corrección, valor y sesgo.
4. Organizar la información y utilizarla de forma eficaz.
5. Ampliar, reestructurar o crear nuevos conocimientos integrando el conocimiento anterior con el que ha adquirido.
6. Reconocer la ética y responsabilidad en la utilización de la información.
7. Recomendar y/o emprender acciones apropiadas basadas en el análisis de la información.

Zelada [19] en su investigación, desde un enfoque dialéctico materialista, decide construir un modelo para su investigación, que relaciona desde el puesto de trabajo del profesor, sus tareas y funciones para desarrollar los modos de actuación de estos, desde el contexto de las CI.

Desde el análisis expuesto por Zelada [19, 50, 51] le permitió identificar para la investigación cuatro CI para alcanzar su desarrollo en los profesores de la Universidad de las Ciencias Médicas de la Habana.

1. Competencia motivación por el aprendizaje de las CI
2. Competencia desempeño en la evaluación de la información
3. Competencia adquisición y procesamiento de la información
4. Competencia comunicación y difusión de la información

1.3.4. Competencias informacionales para los estudiantes de Tecnología de la Salud.

Según Zelada [19], la sistematización realizada a documentos normativos de la Educación Médica, muestran ausencia de acciones para adquirir CI durante el proceso de enseñanza-aprendizaje, desde los estudios de pregrado en los profesionales de las Ciencias Médicas, que se formarán en el posgrado como profesores o tutores en el desempeño de las actividades profesionales en el área docente-asistencial, se exceptúa la carrera de Licenciatura en SIS.

En la estructura del plan de estudio de la carrera de SIS en el plan de estudios D, se incluye en el currículo base, la disciplina principal integradora CI y Entornos de trabajo colaborativo en red, disciplina técnica para tratar la Información Científica y Bibliotecología Médica, por lo que se logra un graduado con las CI requeridas.

La concepción de la asignatura para este plan de estudios, centra la atención en los aspectos teóricos y prácticos de la alfabetización informacional así como la formación de las competencias informacionales establecidas por Fernández [20] para los profesionales de la salud. De igual forma asume las competencias para los docentes propuestas por Zelada [19],pues prepara a los estudiantes como docentes, al asignarle el rol de profesores en la actividad práctica para desde los aspectos teóricos recibidos, diseñar cursos en un entorno virtual de enseñanza aprendizaje empleando la plataforma Moodle.

A partir de la experiencia del autor como profesor de la asignatura y de los conocimientos adquiridos en cursos provinciales y nacionales sobre el tema, se considera necesario analizar la formación en competencias informacionales en los estudiantes de Tecnología de la Salud de manera general enmarcado en el contexto post-pandémico por la COVID-19, donde el empleo de los espacios virtuales en el proceso docente jugó un papel determinante en la continuidad de la docencia en el país. Es por ello que para su propuesta asume emplear las TIC para el desarrollo de las competencias informacionales.

El autor asume las siete competencias informacionales núcleo establecidas por Fernández [20] para los profesionales de la salud mencionadas en el acápite anterior y las ajusta al entorno del pregrado en la enseñanza universitaria y a los momentos que vive la sociedad cubana.

1.4. Tecnologías de la Información y las Comunicaciones.

1.4.1. Definiciones.

Según la Ley 1341 de Colombia [52] las TIC son el conjunto de recursos, herramientas, equipos, programas informáticos, aplicaciones, redes y medios que permiten la compilación, procesamiento, almacenamiento, transmisión de información como voz, datos, texto, video e imágenes.

La Biblioteca Médica Nacional de Cuba [53] plantea que las tecnologías de la información y la comunicación (TIC) son todas aquellas herramientas y programas que tratan, administran, transmiten y comparten la información mediante soportes tecnológicos. La informática, Internet y las telecomunicaciones son las TIC más extendidas, aunque su crecimiento y evolución están haciendo que cada vez surjan cada vez más modelos.

Por otra parte, Belloch [54] plantea que las TIC son el conjunto de tecnologías que permiten el acceso, producción, tratamiento y comunicación de información presentada en diferentes códigos (texto, imagen, sonido,...).

Otras definiciones se refieren a que, en términos generales, las TIC son el conjunto de herramientas y soluciones tecnológicas que permiten eficientar, ordenar y procesar la información y las comunicaciones de las personas, empresas y organizaciones en pro de la eficiencia y la agilidad [55].

También puede decirse que son las prácticas y conocimientos conectados al consumo y transmisión de la información desarrollados y potenciados luego de la transformación digital [55].

La Universidad Latina de Costa Rica [56] define las TIC como los recursos y herramientas que se utilizan para el proceso, administración y distribución de la información a través de elementos tecnológicos, como: ordenadores, teléfonos, televisores, etc.

Cobo [57] citando a Fernández [58] plantea que las TIC se definen colectivamente como innovaciones en microelectrónica, computación (hardware y software), telecomunicaciones y optoelectrónica - microprocesadores, semiconductores, fibra óptica - que permiten el procesamiento y acumulación de enormes cantidades de información, además de una rápida distribución de la información a través de redes de comunicación.

1.4.2. Las tecnologías de la información y las comunicaciones en la formación de los recursos humanos.

Desde finales del siglo XX, la Educación Superior ha experimentado el progresivo desplazamiento del modelo tradicional basado en el proceso de enseñanza, a un modelo alternativo basado en el aprendizaje en el que los estudiantes son los protagonistas. Este nuevo modelo ha sido favorecido por el acelerado desarrollo de las TIC y la aplicación a la esfera de la educación [6].

El empleo de las TIC en el contexto educacional ha facilitado el desarrollo en los estudiantes de las competencias para auto dirigir el aprendizaje. En este proceso el profesor asume el papel de facilitador y guía, mientras el rol protagónico corresponde a los estudiantes [6].

La formación de los recursos humanos se centra fundamentalmente en dos etapas: la educación o enseñanza general que se extiende desde la primera infancia hasta el nivel preuniversitario y la enseñanza universitaria. Esta última con dos escenarios fundamentales: el pregrado y el posgrado.

Es en la enseñanza general donde deben formarse y desarrollarse las competencias básicas del ser humano, toda vez que son las que lo acompañarán por toda la vida y contribuirán a su desarrollo intelectual dentro del tránsito por la propia enseñanza. En el caso de las competencias específicas, estas se forman dentro del pregrado según la profesión, las cuales son consolidadas y ampliadas en la educación de posgrado.

En varios países, como es el caso de Cuba, la enseñanza politécnica se incluye dentro de la general, por lo que un número importante de individuos forma y desarrolla las competencias específicas de la profesión en la propia enseñanza en que se forman sus competencias básicas, para luego ampliarlas y consolidarlas en la continuidad de estudios universitarios o en el ejercicio de la profesión.

En este proceso las TIC juegan un papel fundamental. El proceso de informatización que vive la sociedad actual ha impactado no solo los ambientes laborales sino la educación. En este ámbito surge la tecnología educativa, con dos aristas fundamentales [59]:

- Los softwares educativos, materiales audiovisuales o aplicaciones para móviles para enseñar diferentes materias.

- Un nuevo modelo pedagógico también es un ejemplo de tecnología educativa, pues involucra una serie de técnicas y procedimientos de enseñanza. En ello se utilizan conceptos como el de la teoría de sistemas. En la actualidad, las Tecnologías de la Información y la Comunicación –TIC's- también se han incorporado a la tecnología educativa a través del Internet, la computación y la telefonía móvil, entre otras áreas.

La tecnología educativa ha reformado la manera de enseñanza, ya que mantiene a los docentes del área conectado al mundo global para poder dar el mayor conocimiento y agilizar el proceso de aprendizaje, utilizando todas las herramientas que nos brinda la tecnología [59].

La tecnología está influenciando al menos en dos aspectos al mundo de la educación: uno relacionado con los intereses pedagógicos, administrativos y de gestión escolar; y otro con los cambios en las habilidades y competencias requeridas, para llevar a cabo una educación en sintonía con los objetivos propuestos [59].

Tal es así que la educación ha sido y está siendo fuertemente influenciada por la inserción de las TIC en los centros, lo cual puede observarse por ejemplo en [59].

- La optimización de recursos.
- La mejora de los procesos de enseñanza aprendizaje.
- Una educación dirigida a "aprender a aprender".
- Generar una formación en relación con las nuevas fuentes de información.
- Mejorar la sintonía entre escuela y sociedad.

1.4.3. Las tecnologías de la información y las comunicaciones en la formación de competencias informacionales.

Como fue abordado por el autor con anterioridad, las CI son consideradas básicas – genéricas, sin embargo, tienen una particularidad, al mismo tiempo son competencias específicas.

Como competencias básicas – genéricas se consideran al ser un elemento indispensable en la vida cotidiana de cualquier ser humano en la era de la información y las comunicaciones, donde las TIC juegan un papel determinante en todo el ciclo de gestión de la información.

Desde el punto de vista de competencia específica, se le considera así al ser elemento distintivo de los profesionales de la información, en el ámbito bibliotecario fundamentalmente. Es por ello que la formación de CI ha sido una función históricamente asignada al ámbito de las bibliotecas a nivel mundial, tendencia que aún hoy, a pesar de ser un tema ampliamente abordado y de imperiosa necesidad de transformar, continúa ejerciendo una fuerte influencia en el proceso formativo.

Al analizar el proceso de formación de las CI es indispensable partir de la educación a usuarios, servicio brindado por las bibliotecas que se encargaba de formar en las personas las habilidades para la búsqueda de la información necesaria y crear competencias en estos dentro del ámbito de las instituciones de este tipo ya fueran públicas, educacionales, institucionales o privadas.

La aparición y rápido desarrollo de las TIC propició un cambio de paradigma en el proceso de gestión de la información. La digitalización de la información ha condicionado una obsolescencia de la literatura impresa para fomentar un mayor consumo de información a través de diversas plataformas digitales, al punto de contar en la actualidad con bibliotecas digitales, por solo mencionar uno de los recursos de información digital.

1.5. Proceso de desarrollo de las competencias informacionales con el empleo de las TIC

A partir de la sistematización realizada tras el análisis y evaluación de la literatura científica consultada sobre el tema de estudio, se pueden determinar las siguientes generalidades en el proceso de desarrollo de competencias informacionales con el empleo de las TIC:

- Existe dualidad de concepción sobe el tema, algunos autores y regiones emplean el término alfabetización informacional y otras, como sinónimo, competencias informacionales.
- Se asume en la sociedad actual, que las TIC forman parte intrínseca del proceso de formación y desarrollo de las competencias informacionales.
- Las competencias informacionales continúan siendo mayoritariamente vistas como específicas para los profesionales de la información y no se promueven como básicas-genéricas para todas las personas.
- La formación y desarrollo de competencias informacionales en Cuba se asume a través de cursos de capacitación o superación, fundamentalmente para posgrado.
- Existe una tendencia a fortalecer los procesos formativos de competencias informacionales en el pregrado, con acciones concretas en algunas universidades a partir de cursos electivos, así como del establecimiento de concepciones teórico-metodológicas y estrategias didácticas para su formación.

El autor, a partir de la evaluación de la literatura y su propia experiencia, precisa que las competencias informacionales son resultado de la alfabetización informacional, al asumir el concepto de que las competencias informacionales se adquieren a través del proceso de alfabetización informacional, en el cual no solo se concibe el desarrollo de habilidades informacionales, sino la formación de valores relacionados con el proceso de gestión de la información [60–63].

A la vez, no fue encontrada una conceptualización teórica del proceso de desarrollo de competencias informacionales con el empleo de las TIC, por lo que el autor, para la investigación, define operacionalmente el proceso de desarrollo de competencias informacionales con el empleo de las TIC en estudiantes de la Facultad de Tecnología de la Salud de la UCM-H como el:

> [...] conjunto de acciones metodológicamente organizado e interrelacionadas entre sí para desarrollarlas competencias informacionales durante el pregrado, basadas en el conocimiento, el desarrollo de habilidades que permitan un adecuado desempeño profesional y los valores que deben caracterizarlos en relación a la información, que permitan una eficaz gestión de la información y el conocimiento con el empleo de las TIC.

Conclusiones del capítulo

Fue descrito el marco teórico que sustenta el desarrollo de las CI a través del uso de las TIC. Se sistematizaron las principales metodologías, estrategias y modelos de formación y desarrollo de las competencias informacionales y el empleo de las TIC en la educación superior, así como el papel de éstas en el desarrollo de las competencias informacionales. Se estableció una definición operacional del proceso de desarrollo de competencias informacionales con el empleo de las TIC en estudiantes de la Facultad de Tecnología de la Salud de la Universidad de Ciencias Médicas de La Habana.

CAPÍTULO II

ESTRATEGIA METODOLÓGICA PARA EL DESARROLLO DE COMPETENCIAS INFORMACIONALES CON EL EMPLEO DE LAS TECNOLOGÍAS DE LA INFORMACIÓN Y LAS COMUNICACIONES

Capítulo II. Estrategia metodológica para el desarrollo de competencias informacionales con el empleo de las tecnologías de la información y las comunicaciones

Introducción al capítulo

En el presente capítulo se describen los referentes teóricos que sustentan la implementación de la estrategia metodológica propuesta. Se define operacionalmente la estrategia metodológica con el empleo de las tecnologías de la información y las comunicaciones para la formación de competencias informacionales en los estudiantes de la Facultad de Tecnología de la Salud de la Universidad de Ciencias Médicas de La Habana, la cual se describe a partir de los elementos que la integran. Se describen los objetivos, fundamentos teóricos y competencias que están presentes en la estrategia, así como las etapas, fases y acciones metodológicas que integran la misma.

2.1. Referentes teóricos que sustentan la implementación de la estrategia metodológica.

2.1.1. El desarrollo de competencias informacionales en el pregrado

En el ámbito internacional, figuran ejemplos de la inclusión de la formación de competencias informacionales desde el pregrado. Tal es el caso de la Biblioteca de la Facultad de Derecho de la Universidad UDELAR, de Montevideo, donde Chávez y González [64] presentan un informe que plantea que, junto al avance en el nuevo plan de estudios, se encuentra en una dinámica de cambio constante debido a las nuevas necesidades y conductas de los usuarios por la adopción de los nuevos modelos de aprendizaje. El bibliotecólogo ha dejado de ser el mero intermediario de la información para cumplir funciones formativas siendo parte del aprendizaje colaborativo que se impone.

Refieren además que los cambios que se produjeron en el entorno académico, obligaron a las bibliotecas y en especial al servicio de referencia no solo a poseer las herramientas acordes, sino en primera instancia, a capacitarse en sus destrezas informacionales para luego poder desarrollar las Competencias Informacionales necesarias para que los usuarios adquieran y usen la información de forma crítica, creativa y continuar en un proceso autónomo de formación constante.

El autor considera importante analizar que en Cuba aún se considera el escenario de desarrollo de competencias informacionales la actividad de posgrado. Esto entra en contradicción con la clasificación de competencias expresada por Hernández [26], quien plantea que las competencias informacionales son básicas – genéricas, por lo tanto, deben formarse de forma paralela con el desarrollo intelectual del individuo desde las edades tempranas.

Tal afirmación es sostenida también por Machado y Montes de Oca [65], quienes a partir de la sistematización de la teoría y la práctica, ofrecen criterios acerca de cuáles son los requisitos esenciales para el diseño de currículos por competencias desde la perspectiva del enfoque histórico-cultural, a la vez que ratifican que el diseño curricular requiere un alto grado de especialización, mirada al futuro, creatividad e innovación, desarrollo de competencias investigativas, humanidad, experiencia y sentido de pertenencia al contexto en que los futuros egresados llevarán a cabo su labor profesional.

Siguiendo esta idea, el autor reafirma que los programas de estudio en el país en la educación de pregrado aún contemplan la formación por objetivos, no por competencias, las cuales, en el caso de las carreras de Tecnología de la Salud, se concentran en la Educación en el Trabajo. No obstante, en el caso de las CI, se remarca que las mismas no aparecen en los planes de estudio de las mencionadas carreras universitarias, exceptuando la carrera Sistemas de Información en Salud, en cuya malla curricular se encuentra la formación de CI como una asignatura, por lo cual se forma de manera curricular.

Para la formación en pregrado, en tanto, se han dado pasos en función de la formación y desarrollo de CI a través de cursos y programas de alfabetización informacional, entre otras acciones. Dentro de ellas se pueden mencionar los siguientes autores.

Valverde y Rosales [66] propusieron un programa para la formación de competencias informacionales en estudiantes de pregrado de Estomatología, como propuesta de curso electivo en el pregrado, dirigido a desarrollar competencias informacionales para la solución de problemas docentes y tareas de investigación. Realizaron una investigación pedagógica en la cual se revisaron y adecuaron las competencias núcleo 1 y 2 definidas en las Normas de competencias informacionales del Sistema Nacional de Información en Ciencias de la Salud en Cuba, y se tuvieron en cuenta los resultados de los diagnósticos de la formación investigativa en la carrera de Estomatología y del nivel de conocimiento de los estudiantes de primer año de la propia carrera.

Suárez [67] en la Universidad de las Ciencias Informáticas presentó una concepción teórico-metodológica para la alfabetización informacional en la preparación para el empleo de los egresados que se vinculan a la docencia de la carrera de Ingeniería en Ciencias Informáticas de la UCI. De igual forma en la propia universidad Estrada, Fuentes y Simón [68], abordaron la formación de competencias informacionales en

Bioinformática desde los estudios de pregrado con la propuesta de un modelo didáctico para alcanzar tal objetivo.

A partir de la experiencia del autor, este asume que las CI hoy deben ser formadas desde las edades tempranas, pero en su rol de profesor universitario, asume la responsabilidad de impulsar su desarrollo desde el pregrado, al no ser formadas por la enseñanza general actual. Es por ello que propone impulsar el desarrollo de las CI desde el currículo a partir de la asignatura Competencias Informacionales y Entornos de Trabajo Colaborativo en Red con el empleo de las TIC. Para alcanzar este objetivo propone en la presente investigación, implementar una estrategia metodológica para el empleo de las TIC el proceso de desarrollo de competencias informacionales en los estudiantes de la Facultad de Tecnología de la Salud de la UCM-H.

2.1.2. Parametrización de las variables

El proceso de parametrización según Añorga J. "es la derivación realizada fruto del análisis del objeto y/o campo de estudio en la investigación con elementos medibles u observables que permitan la valoración o emisión de juicios de valor acerca del estado, nivel o desarrollo del fenómeno o proceso investigado. La finalidad de la parametrización es profundizar en el fenómeno u objeto que se investiga y puede servir para: el diagnóstico, caracterización, validación, comprobación, demostración y/o constatación" [39, 69, 70].

González [39] refiere que la parametrización permite determinar la variable con que vamos a trabajar en la investigación, definir dimensiones, indicadores y los instrumentos que permitirán profundizar en el objeto y el campo, al citar a Lazo [71], quien a la vez planteó que para Artiles et. al. [72], las variables son "las características o propiedades cuantitativas o cualitativas del fenómeno estudiado, que adquieren distintos valores, magnitudes o intensidades, variando respecto a las unidades de observación".

En la determinación de la variable, González [39] hace referencia a lo que plantean Campistrous L. y colaboradores [73], al reconocer como variables a aquellos conceptos o cualidades generales, que se utilizan para representar cualquiera de los estados particulares del aspecto de la realidad a estudiar; esos estados son los valores de la variable y, en cada manifestación particular, en cada caso concreto, la variable asume uno de esos valores.

Al tomar en consideración las definiciones anteriores, el autor determina que la variable independiente es la estrategia metodológica para el empleo de las TIC y la variable dependiente es el proceso de desarrollo de competencias informacionales en los estudiantes de la Facultad de Tecnología de la Salud de la UCM-H.

Variable independiente

La variable independiente "estrategia metodológica para el empleo de las TIC" está conformada por tres planos (interno, externo y contextual), cuatro etapas (Sensibilización y diagnóstico, planificación, ejecución y control y, por último, evaluación). Al mismo tiempo, cada etapa se subdivide en fases. La integración de las etapas y fases permiten desarrollar un número de acciones metodológicas dirigidas a resolver los problemas detectados, motivada por el cambio desde el estado actual hacia el deseado. Implica un proceso de planificación en el que se produce el establecimiento de secuencias de acciones orientadas hacia el fin a alcanzar; lo cual no significa un único curso de las mismas, debido a que se interrelacionan dialécticamente en un plan global de los objetivos o fines que se persiguen y la metodología para alcanzarlos, aspectos en los que el autor coincide con la investigación desarrollada por Lorenzo [74].

Variable dependiente

La variable dependiente es el proceso de desarrollo de competencias informacionales en los estudiantes de la Facultad de Tecnología de la Salud de la UCM-H fue definida por el autor en el capítulo I y se analiza según dimensiones.

Al decir de González [39], el Diccionario de la Lengua Española [21] plantea que el término dimensión se define como "la longitud o extensión de un objeto en dirección determinada".

El autor al determinar las dimensiones, tuvo en cuenta lo planteado por González [39] quien referencia a Borges [75] sobre lo que, en 2001, plantean González y Valcárcel [76], que son "(...) aquellos rasgos que facilitarán una primera división dentro del concepto" es decir, las diferentes partes o atributos a analizar en un objeto, proceso o fenómeno expresado en un concepto o simplemente diferentes direcciones del análisis".

En este sentido, el autor define cuatro dimensiones: conocimientos informacionales, habilidades informacionales, actitudes informacionales y aptitudes informacionales. Para una mejor comprensión e interpretación de estas se refieren sus argumentos.

Dimensión 1: conocimientos informacionales, asociada con el saber saber, se basa en la capacidad de conceptualizar, interpretar y argumentar en torno a la información que requiere el estudiante para enfrentar cualquier situación de la vida práctica y en su entorno profesional. Expresa el nivel de conocimientos adquiridos a través de los contenidos de la asignatura sobre las competencias informacionales.

Dimensión 2: habilidades informacionales, asociada con el saber hacer. Denota las destrezas al aplicar los pasos, métodos, procedimientos y estrategias informacionales. Examina cómo el estudiante ejecuta las habilidades necesarias para consolidar y desarrollar los conocimientos adquiridos para asumir con eficiencia la gestión de la información y el conocimiento.

Dimensión 3: actitudes informacionales, asociada con el saber ser. Evalúa la automotivación, iniciativa, los valores y el trabajo colaborativo en torno a la gestión de la información y el conocimiento. Toma en cuenta la disposición, la independencia, la autonomía, el respeto y ética ante la propiedad intelectual, el compromiso, la autogestión del aprendizaje en correspondencia con los avances de las TIC, supone, además, el cumplimiento de la ética profesional en los diferentes contextos, a los cuales son asignados.

Dimensión 4: aptitudes informacionales, relacionada con saber estar. Presume tener en cuenta los retos específicos del estudiante en su entorno, toma en consideración las necesidades personales de crecimiento y los procesos de incertidumbre, con espíritu de reto, idoneidad y compromiso ético en torno a la información.

Tras la interpretación de las dimensiones declaradas, se determinan los indicadores de estas, los cuales resultan ser un total de 28, distribuidos uniformemente siete en cada dimensión numerados consecutivamente en función del número asignado a estas.

Luego de operacionalizar la variable, se asignó un valor de medida a los indicadores a partir de una escala ordinal de cuatro posiciones: [4 (alto)], [3 (medio)], [2 (bajo)], [1(ninguno)].

2.1.3. Modelos de estrategias metodológicas

El empleo de estrategias en el ámbito educacional según, han transformado las formas de trabajar en las clases debido a que promueve la integración de tareas pedagógicas y didácticas innovadoras enfocadas al logro de los aprendizajes esperados en los estudiantes [77, 78]. A su vez, Suárez, Palacios y Vera [77] resumen que Magallán, Franco y Tobar [79]exponen que las estrategias se refieren a la habilidad de proponer y orientar; el estratega programa, organiza y direcciona las tareas docentes para el logro de los propósitos establecidos. Además, comprenden un sin número de procesos cognitivos las mismas que los estudiantes emplean para la organización de la información obtenida y de esa manera entender los procesos y las diferentes acciones intelectuales.

Suárez, Palacios y Vera [77] sistematizan la investigación de Aguilar-Gordón [80] sobre metodologías de enseñanza y su influencia en el proceso de inter-aprendizaje de la asignatura de castellano permitió identificar falencias en el área y así mismo proponer alternativas de mejoras mediante una guía de trabajo, con estrategias metodológicas activas que estimulen activamente el empeño de los estudiantes la misma que fue aplicada por los docentes, se recomendó también actividades lúdicas y creativas para desarrollar las destrezas del área, así mismo los docentes incluyeron la tecnología como recurso didáctico, la propuesta de investigación se abordó de manera secuencial por docentes y fue monitoreada por los directivos.

Mero [81] propone en su investigación una estrategia metodológica conformada por cuatro etapas, y describe dentro de cada etapa las actividades a desarrollar. Las etapas descritas por él son: diseño y desarrollo de la estrategia metodológica; implementación y evaluación de la estrategia; análisis de resultados y, por último, divulgación y socialización de los resultados.

Suárez [82] propone en su investigación una concepción teórico-metodológica para la alfabetización informacional en la preparación para el empleo en la carrera de Ciencias Informáticas de la Universidad de la Ciencias Informáticas, dentro de la cual concibe una estrategia metodológica compuesta por cuatro etapas (familiarización y diagnóstico, planificación, ejecución y evaluación y retroalimentación), fases y acciones metodológicas.

Valle [83] propone una estructura en la que los componentes de la estrategia son la misión, los objetivos, las acciones, los métodos y procedimientos, los recursos, los responsables de las acciones y el tiempo en que deben ser realizadas, las formas de implementación y por último las formas de evaluación.

Zelada [19] estructuró el Modelo Curricular para la formación de CI en los profesores de la Universidad de Ciencias Médicas de la Habana considerando la abstracción de la práctica unida a la experiencia de la autora en el desempeño laboral, que le permitió la modelación en componentes, fases y etapas.

El autor, a partir de la sistematización de los distintos modelos, asume el propuesto por Valle [83] ajustado a las estructuras presentadas por Suárez [67] y Zelada [19], de lo cual elabora una estructura propia que puede observarse en el ítem 2.3.1.

2.2. Estrategia metodológica para el desarrollo de competencias informacionales con el empleo de las tecnologías de la información y las comunicaciones

El modelo para la estrategia metodológica para la formación de competencias informacionales con el empleo de las tecnologías de la información y las comunicaciones parte de la contradicción existente entre el profesional que se forma en la educación superior en la actualidad, empleando como caso de estudio los estudiantes de la Facultad de Tecnología de la Salud, el cual adolece de una formación en competencias informacionales en entornos digitales y el profesional competente en gestión de la información y el conocimiento con el empleo de las TIC que exige la sociedad contemporánea. El modelo propuesto puede ser observado en la figura 1.

Figura 1. Estrategia metodológica para el desarrollo de competencias informacionales con el empleo de las TIC.

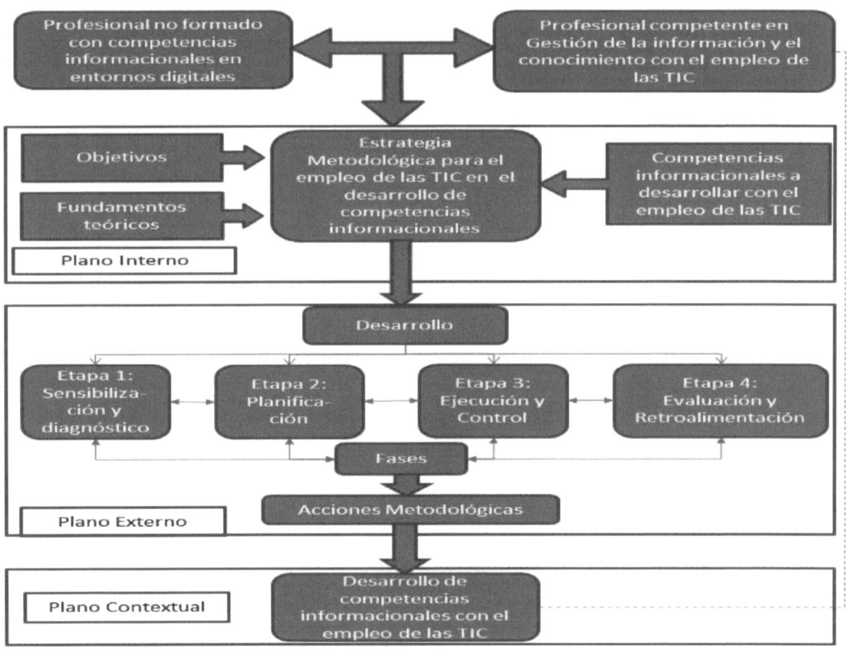

El modelo propuesto está compuesto por tres planos (interno, externo y contextual). En el plano interno se establecen los objetivos de la estrategia metodológica, los fundamentos teóricos que sustentan la misma, así como las competencias informacionales a desarrollar con el empleo de las TIC.

El plano externo está integrado por cuatro etapas y varias fases, las que varían en número según la etapa; dentro de las cuales se establecen las acciones metodológicas a desarrollar teniendo presentes los objetivos generales de la estrategia metodológica y los específicos de cada etapa, fase y actividad.

El plano contextual muestra el desarrollo logrado a partir de la implementación de la estrategia metodológica. Los resultados alcanzados son abordados en el capítulo III de la investigación.

2.3. Descripción de la estrategia metodológica para el desarrollo de competencias informacionales con el empleo de las tecnologías de la información y las comunicaciones en estudiantes de Tecnología de la Salud de la Universidad de Ciencias Médicas de La Habana

La estrategia metodológica, tal como se observa en la figura 1 en el capítulo anterior, está integrada por planos, en los que confluyen etapas, fases, así como elementos metodológicos como son los objetivos, fundamentos, y acciones metodológicas, entre otros. A continuación, se muestra la estructura de la propuesta abordada.

2.3.1. Plano interno

Objetivos de la estrategia metodológica:

Objetivo general

Desarrollar competencias informacionales en los estudiantes de la Facultad de Tecnología de la Salud de la Universidad de Ciencias Médicas de La Habana con el empleo de las TIC.

Objetivos específicos:

Fortalecer el empleo de las TIC en el proceso de desarrollo de competencias informacionales.

Desarrollar las siete competencias núcleo definidas para los profesionales de la salud en Cuba desde el pregrado.

Fundamentos teóricos que sustentan la estrategia metodológica:

Filosófico: La filosofía marxista-leninista, basada en su método dialéctico materialista en relación directa con el proceso de formación del hombre en interacción con la naturaleza y la sociedad, mediante la práctica social, tiene en cuenta el desarrollo de la concepción científica del mundo.

A partir del análisis del proceso pedagógico en el que se considera la influencia de diversos factores, los cambios que se producen, la experiencia que ganan los estudiantes durante la formación curricular, la interpretación correcta entre el contenido de la teoría y la realidad objetiva y el establecimiento de una relación cercana con la vida.

La estrategia metodológica sustentada en la teoría del conocimiento marxista-leninista, está concebida para que, a partir de los problemas relacionados con el perfil profesional, el estudiante pueda determinar la necesidad de información, a la vez que realice la búsqueda, análisis e interpretación de la información, lo organice y sea capaz de adquirir conocimientos, habilidades y valores necesarios para utilizarlos al realizar su labor en cualquiera de los diferentes escenarios de actuación profesional. Considera la práctica como el principio y el fin de la actividad cognoscitiva.

Se considera además el papel de las contradicciones en el proceso para la adquisición de los conocimientos y la necesidad de determinar entre otras, las que se manifiestan entre los nuevos conocimientos, habilidades y valores que adquieren los estudiantes durante el proceso formativo y de producción intelectual en el contexto asistencial durante la educación en el trabajo en los diferentes niveles de la atención en salud.

Entre los conocimientos teóricos y la capacidad para aplicarlos en la práctica durante la formación de CI, se encuentra el nivel de los contenidos que son objeto de estudio en cada investigación o problema práctico del quehacer profesional, desde el puesto de trabajo y las posibilidades reales para su asimilación. Esto constituye una fuerza motriz a tener presente en la estrategia metodológica para el desarrollo de las CI en los estudiantes de FATESA de la Universidad de Ciencias Médicas de la Habana.

Se basa en la posición que debe asumir el estudiante en la auto-preparación constante para perfeccionar su forma de pensar, sentir y actuar en función de lograr la mayor calidad en las evaluaciones. Para resolver los problemas académicos de los estudiantes, a partir del enriquecimiento de sus conocimientos, habilidades y valores que esta vía le ofrece. Tiene en cuenta el proyecto y la protocolización de la formación de CI en los diferentes niveles de actuación profesional como fenómeno histórico social que se produce escalonadamente hacia niveles superiores.

Legal: Se concreta en todos los documentos rectores analizados y utilizados en la investigación como son: la Agenda 2030; los Lineamientos del PCC; RM 47/22 Reglamento organizativo del proceso docente y de dirección del trabajo docente y metodológico para las carreras universitarias; el modelo del profesional de las carreras de Tecnología de la Salud; RM del MES sobre el Modelo de formación del profesional en Cuba; las Bases del plan nacional de desarrollo económico y social hasta el 2030: visión de nación, ejes y sectores estratégicos, entre otros documentos rectores de la educación médica cubana.

Psicológico: La estrategia metodológica se fundamenta en la psicología que asume el paradigma histórico-cultural desarrollado por Vygotsky [19, 84] y sus seguidores.

Se parte de la concepción de la zona de desarrollo próximo, en la que ocupa un lugar importante el diagnóstico de cada uno de los estudiantes para ejecutar la investigación y la resolución de problemas profesionales en cualquiera de los niveles de atención en salud donde desarrolle la educación en el trabajo, esencial para la continuidad como un proceso permanente.

Constituye la base para percibir y ejecutar acciones encaminadas a recibir la ayuda necesaria y estimular el autoaprendizaje para lograr el tránsito hasta los niveles deseados.

Se considera en la estrategia el intercambio sistemático entre los estudiantes, a partir de la comunicación con respeto y en el que desempeñen un papel activo al debatir sobre la estrategia metodológica para el desarrollo de CI en los estudiantes de FATESA de la Universidad de Ciencias Médicas de la Habana.

Al intercambiar criterios relacionados con las problemáticas identificadas, reflexionar críticamente sobre los problemas profesionales, así como el interés constante por la búsqueda de soluciones para transformar la realidad y adquirir conocimientos, habilidades y actitudes.

Al tener en cuenta para ello la unidad de lo afectivo y lo cognitivo. La realización de tareas individuales y colectivas contribuye a profundizar en los contenidos básicos para dirigir el desarrollo integral de la personalidad de los estudiantes y la estimulación de los logros alcanzados.

Sociológico: El análisis de principios, teorías y modelos posibilitó la identificación de problemas desarrollados en la pertinencia social de la estrategia metodológica.

La pertinencia sociológica a los aspectos informacionales es una demanda creciente en la sociedad, al ser la información un fenómeno social y herramienta de empoderamiento, por lo que toda actividad relacionada con la información debe atender a sus fundamentos sociales.

La formación de los estudiantes constituye una prioridad para el SNS y la Universidad de Ciencias Médicas, siendo este su objeto social primordial, la cual estará en correspondencia con la calidad del desempeño académico de los estudiantes.

La sociedad cubana requiere de estudiantes mejor preparados para desarrollar con éxito su labor, en correspondencia con el avance creciente del proceso de informatización, que demanda cada vez más incorporación de una perspectiva sociológica a los fenómenos de la información, acorde con las exigencias de la sociedad actual.

La estrategia metodológica propuesta es una alternativa para preparar a los estudiantes desde el desempeño académico, de esta forma se eleva el nivel de competencia y desempeño en relación a la información, en correspondencia con la sociedad actual y el desarrollo científico y tecnológico, para aplicar los principios básicos de la educación y ayudar a formar recursos humanos con calidad.

Pedagógico: La estrategia metodológica propuesta parte de las concepciones pedagógicas marxistas-leninistas y martianas en las que se sustenta la pedagogía cubana, tiene presente el empeño de lograr la unidad entre lo instructivo, lo educativo y lo desarrollador.

Se asume la necesidad de organizar la superación en relación con la vida, adaptar la estrategia metodológica a las condiciones reales del territorio, a las problemáticas relacionadas con la educación para la salud y a los momentos de las transformaciones que se llevan a cabo en el SNS, para vincular el proceso con el contexto social.

Se asume el fundamento y técnicas pedagógicas, ya que proporciona el dominio de los métodos y procedimientos modernos en el campo de la educación y la enseñanza, así como la influencia pedagógica sobre el estudiante.

El proceso pedagógico, en correspondencia con la Pedagogía concentra su atención en el estudio de la actividad del educador y del estudiante. Es la base sobre la que se elabora la teoría y la metodología, así como la organización y se perfeccionan el contenido, los métodos, los procedimientos y los medios.

La propia estrategia metodológica propicia el desarrollo del proceso investigativo de forma estratificada, es importante considerar las características de todos los implicados en el proceso desarrollo de las competencias informacionales.

Se tiene en cuenta la indispensable relación entre los componentes responsabilizados con el proceso, así como entre estos y la estrategia metodológica para el desarrollo de las CI en estudiantes de FATESA de la Universidad de Ciencias Médicas de la Habana.

Se considera que el estudiante se mantiene como un sujeto activo, por la superación constante y consciente al interactuar con los demás, desde la construcción de los conocimientos, como guía de comportamientos adecuados.

A partir de la experiencia que irá ganando y sus actitudes guiará su desarrollo personal y el perfeccionamiento de su desempeño académico y en las actividades de la práctica pre-profesional desde los distintos escenarios de la educación en el trabajo.

Se establecen métodos de trabajo planificado, que se sustentan en los principios de la Educación Médica contemporánea, en donde el estudiante, a partir de la conducción del docente, desarrolla el proceso enseñanza aprendizaje como un ente activo y responsable, lo cual estará en correspondencia con los resultados académicos que alcancen.

En el desarrollo de las CI desde la estrategia metodológica se manifiestan las leyes de la pedagogía referidas por el doctor Chávez y otros [19, 85], a partir de considerar la superación y el desempeño profesional como procesos pedagógicos asociados al carácter social de la educación del hombre en el proceso de preparación permanente y continuada.

De esta forma la estrategia metodológica propuesta considera todos los entornos socioculturales que rodean a los estudiantes de la Facultad de Tecnología de la Salud de la Universidad de Ciencias Médicas de La Habana, como el entorno laboral y personal, al considerar que su desempeño se desenvuelve en los escenarios de la educación en el trabajo.

Didáctico: Está contenido de forma esencial en la estrategia metodológica. Todo proceso de desarrollo de las competencias informacionales tiene implícita a la Didáctica y es asumida como la ciencia que estudia el proceso de enseñanza-aprendizaje dirigido a la preparación del hombre para la vida, a partir de la unidad entre lo instructivo, lo educativo y lo desarrollador, la metodología, los procedimientos a emplear y las relaciones entre las categorías didácticas (objetivos, contenidos, métodos, medios de enseñanza, formas de organización y evaluación). Estas relaciones entre los componentes se ponen de manifiesto, a partir de la ALFIN como problema docente potenciando el papel rector del objetivo.

Educación Médica: En todo el proceso de modelación de la estrategia metodológica está presente la Educación Médica, para que se puedan desarrollar las CI. Se expresan los principios de la educación en el trabajo, la formación permanente y continuada, la integración docente-asistencial e investigativa, el mejoramiento del desempeño y el comportamiento profesional y humano.

La estrategia metodológica se sustenta en la teoría educativa de la Educación Médica, la cual tiene como objeto el mejoramiento profesional y humano, así como el enfoque histórico- cultural, a partir de asumir:

- el tratamiento personalizado de los estudiantes participantes en las acciones de capacitación, desde la caracterización del desarrollo de CI en los estudiantes. Se consideran los problemas informacionales que se presentan en este proceso de desarrollo, expresado en el cumplimiento de sus actividades curriculares y extracurriculares y manifestadas en su desempeño académico.
- la atención a las diferencias individuales y las del contexto socioeconómico donde se desarrollan, a partir de los elementos utilizados para caracterizar el proceso de desarrollo de las CI y la expresión en el proceso educativo en el que participan.
- la relación de los aspectos cognitivo y afectivo, a partir de las vivencias de los estudiantes desde el punto de vista académico, y las relaciones interpersonales que se desarrollan durante la participación en las acciones de capacitación, entre los participantes y el claustro de profesores.

El investigador al considerar que este enfoque beneficia la gestión formativa del estudiante como ente principal del proceso de enseñanza aprendizaje, se orienta hacia el desempeño académico de los estudiantes para los que se diseña y muestra la estrategia metodológica para el desarrollo de las CI.

Tecnológico: El autor considera que, desde la óptica de la presente investigación, que aun cuando este fundamento está implícito como elemento dinamizador del proceso de ALFIN al potenciar el uso de los recursos informáticos e informacionales para la búsqueda, selección, organización, análisis y comunicación de la información científica, constituye un elemento indispensable para la profesión.

Por lo que se hace necesario utilizarlos de manera consciente, lo que propicia en los el desarrollo de conocimientos, habilidades y comportamientos en el uso y el acceso a las TIC, a la vez que posibilita una eficiente gestión de la información científica y el conocimiento, a partir de la cantidad de formatos, medios y recursos digitales que existen. De allí que considera oportuno remarcar el fortalecimiento del empleo de las TIC dentro de la estrategia metodológica.

En el proceso formativo de ALFIN, en la estrategia metodológica diseñada, las TIC juegan un papel fundamental, incluso en la gamificación que se despliega en talleres, el empleo del aula virtual de salud, entrenamientos y otras actividades que se presentan como parte del proceso, en los cuales los estudiantes ponen en práctica sus conocimientos con el uso de herramientas lúdicas para el logro de un objetivo determinado.

Se evidencia además en las acciones y procederes metodológicos que se implementan en la estrategia metodológica y la preparación de actividades docentes-metodológicas, curso, taller y los entrenamientos sobre la ALFIN que se le imparte al estudiante como parte de su preparación en su formación continua, deviene en su formación integral como profesional. Estos postulados teóricos declarados, se condicionan y sustentan en las investigaciones educativas, su desarrollo y el vínculo entre lo filosófico, sociológico, pedagógico, psicológico, didáctico, tecnológico y legal de la estrategia metodológica.

Competencias informacionales a desarrollar con el empleo de las TIC:

El autor asume las competencias, subcompetencias y los indicadores declarados por Fernández [20] a partir de los resultados del aprendizaje que se deben alcanzar con el desarrollo de las mismas.

2.3.2. Plano externo

Etapa 1. Sensibilización y diagnóstico

Constituye la etapa inicial de la estrategia metodológica en el plano externo. Se compone de dos fases, la sensibilización y el diagnóstico. En las mismas se obtiene la información necesaria para poder planificar y ejecutar la estrategia, para posteriormente realizar su control, validación, análisis de los resultados y retroalimentación, a fin de mejorar todos los aspectos necesarios que contribuyan a ganar en robustez a la propuesta.

Objetivos:

1. Sensibilizar a las autoridades académicas y estudiantes de la facultad de Tecnología de la Salud sobre la necesidad del desarrollo de competencias informacionales en los estudiantes con el

empleo de las TIC, a fin de aportar los elementos que, desde la academia, puedan contribuir a egresar un profesional competente en la gestión de la información y el conocimiento.

2. Determinar el estado de desarrollo de competencias informacionales en los estudiantes de la Facultad de Tecnología de la salud de la Universidad de Ciencias Médicas de La Habana.
3. Caracterizar la muestra de estudiantes involucrados en el estudio para obtener un óptimo diseño de la estrategia metodológica.
4. Determinar las necesidades de aprendizaje e intereses de los estudiantes de las carreras de Tecnología de la Salud en relación con la ALFIN en la preparación académica para una eficiente gestión de la información y del conocimiento en el proceso de enseñanza-aprendizaje.

Fase 1: Sensibilización

Objetivo:

Sensibilizar a las autoridades académicas y estudiantes de la facultad de Tecnología de la Salud sobre la necesidad del desarrollo de competencias informacionales en los estudiantes con el empleo de las TIC, a fin de aportar los elementos que, desde la academia, puedan contribuir a egresar un profesional competente en la gestión de la información y el conocimiento.

Acciones metodológicas:

- Realizar un encuentro con las autoridades académicas de la Facultad de Tecnología de la Salud para sensibilizarlas sobre la necesidad del desarrollo de competencias informacionales en los estudiantes con el empleo de las TIC.
- Realizar un encuentro con los estudiantes de la Facultad de Tecnología de la Salud para sensibilizarlos sobre la necesidad del desarrollo de competencias informacionales con el empleo de las TIC para contribuir a su formación profesional, demostrando su necesidad desde las actividades curriculares y extracurriculares.
- Desarrollar un taller motivador con los estudiantes donde estos, a partir de sus vivencias, transmitan la manera que consideran más propicia para el desarrollo de la estrategia metodológica, a fin de que el diseño de la misma se ajuste a las expectativas de los usuarios.
- Caracterizar el entorno docente y tecnológico para la implementación de la estrategia metodológica.

Fase 2: Diagnóstico

Objetivos:

1. Determinar el estado de desarrollo de competencias informacionales en los estudiantes de la Facultad de Tecnología de la salud de la Universidad de Ciencias Médicas de La Habana.
2. Caracterizar la muestra de estudiantes involucrados en el estudio para obtener un óptimo diseño de la estrategia metodológica.
3. Determinar las necesidades de aprendizaje e intereses de los estudiantes de las carreras de Tecnología de la Salud en relación con la ALFIN en la preparación académica para una eficiente gestión de la información y del conocimiento en el proceso de enseñanza-aprendizaje.

Acciones metodológicas:

- Aplicar el instrumento para la autoevaluación de las competencias informacionales empleando el cuestionario ALFIN-HUMASS adaptado por Fernández [20].
- Aplicar el cuestionario inicial para caracterizar el auditorio y en función de ello ajustar las actividades previstas en la estrategia metodológica con la finalidad de obtener una mayor efectividad y aceptación de las mismas.
- Realizar un encuentro con los estudiantes de la Facultad de Tecnología de la Salud para darles a conocer los objetivos, estructura y acciones previstas para la estrategia metodológica para el desarrollo de competencias informacionales con el empleo de las TIC.
- Intercambiar con los estudiantes sobre los servicios que se brindan en la biblioteca, el sitio web de la facultad, la Revista Cubana de Tecnología de la Salud y la Revista Habanera de Ciencias Médicas, pertenecientes a la Facultad de Tecnología de la Salud y la Universidad de Ciencias Médicas de La Habana respectivamente, para que se actualicen acerca de la bibliografía y los recursos informacionales que allí se encuentran, los que resultan de gran utilidad en la docencia.
- Procesar los resultados obtenidos en los instrumentos aplicados para determinar las necesidades de aprendizaje de los estudiantes inmersos en la investigación.
- Caracterizar el estado inicial del desarrollo de las competencias informacionales en los estudiantes investigados a partir del diagnóstico inicial.
- Valorar con los estudiantes los resultados obtenidos y sus expectativas relacionadas con la estrategia metodológica.

- Determinar los contenidos que sobre competencias informacionales necesitan, a partir de los intereses profesionales detectados en los estudiantes para incluirlos en los materiales de la asignatura.
- Revisar los documentos legales (Lineamientos del PCC, RM del MES, RM 47/2022, el modelo del profesional, Reglamento sobre la informatización del país, los programas de las disciplinas y asignaturas) para intercambiar con los estudiantes sobre las exigencias sociales referente a las competencias informacionales en entornos digitales.
- Actualizar a los estudiantes en relación con las exigencias sociales referentes a las competencias informacionales según documentación legal.

Etapa 2. Planificación

Constituye la segunda etapa de la estrategia metodológica en el plano externo. Se compone de tres fases: el análisis documental, organización de los contenidos y la virtualización de los recursos educativos. Con base en la información recopilada en la investigación bibliográfica y las encuestas y entrevistas realizadas, se diseñará y desarrollará una estrategia metodológica específica para el desarrollo de las competencias informacionales en los estudiantes de la FATESA de la Universidad de Ciencias Médicas de la Habana

Objetivos:

1. Analizar la base legal que ampara el proceso de desarrollo de competencias informacionales en los estudiantes con el empleo de las TIC, a fin de aportar los elementos que, desde la academia, puedan contribuir a egresar un profesional competente en la gestión de la información y el conocimiento.
2. Determinar los contenidos y la organización de los mismos para a través de la asignatura fomentar el desarrollo de competencias informacionales en los estudiantes de la Facultad de Tecnología de la salud de la Universidad de Ciencias Médicas de La Habana tomando en consideración los resultados del diagnóstico ejecutado.
3. Actualización de los contenidos a fin de brindarle al estudiante conocimientos basados en la realidad cotidiana y relacionada con el entorno profesionales en el que se desempeña en la educación en el trabajo, a fin de que logre una adecuada relación entre los conocimientos necesarios para el desarrollo de sus habilidades, actitudes profesionales y valores necesarios en relación a la gestión de la información y el conocimiento.

4. Virtualización de los contenidos en el Aula Virtual de Salud, a fin de incrementar el empleo de las TIC en el proceso de enseñanza-aprendizaje.
5. Elaboración de contenidos digitales para el proceso de enseñanza-aprendizaje de la asignatura.

Fase 1: Análisis documental

Objetivos:

1. Analizar la base legal que ampara el proceso de desarrollo de competencias informacionales en los estudiantes con el empleo de las TIC, a fin de aportar los elementos que, desde la academia, puedan contribuir a egresar un profesional competente en la gestión de la información y el conocimiento.

Acciones metodológicas:

- Analizar la RM 47/2022 y las instrucciones vigentes para el pregrado, los objetivos, métodos, medios, las formas organizativas y la evaluación que serán desarrolladas durante el proceso de desarrollo de las competencias informacionales a través de la asignatura competencias Informacionales y entornos de trabajo colaborativo en red.
- Revisión de los programas de la Disciplina Principal Integradora, de la asignatura educación en el trabajo, tarjetas de habilidades para la educación en el trabajo, plan docente-metodológico, proyecto educativo y programa de la asignatura competencias Informacionales y entornos de trabajo colaborativo en red.

Fase 2: Organización de los contenidos

Objetivos:

1. Determinar los contenidos y la organización de los mismos para a través de la asignatura fomentar el desarrollo de competencias informacionales en los estudiantes de la Facultad de Tecnología de la salud de la Universidad de Ciencias Médicas de La Habana tomando en consideración los resultados del diagnóstico ejecutado.
2. Actualizar los contenidos a fin de brindarle al estudiante conocimientos basados en la realidad cotidiana y relacionada con el entorno profesionales en el que se desempeña en la educación en

el trabajo, a fin de que logre una adecuada relación entre los conocimientos necesarios para el desarrollo de sus habilidades, actitudes profesionales y valores necesarios en relación a la gestión de la información y el conocimiento.

Acciones metodológicas:

- Revisión de los programas de la Disciplina Principal Integradora, plan de la educación en el trabajo, tarjetas de habilidades para la educación en el trabajo, plan docente-metodológico, proyecto educativo y programa de la asignatura.
- A partir de las posibilidades existentes, modificar los contenidos del programa para ajustarlos a las necesidades de los estudiantes que fueron identificadas en el diagnóstico, así como teniendo en cuenta las tecnologías educativas de última generación [86–88].
- Organización contenidos según los temas previstos en el programa de la asignatura y las competencias informacionales previstas a desarrollar.
- Determinar las diferentes formas organizativas y los componentes didácticos a utilizar en cada una de ellas, los recursos informacionales y bibliografía.
- Determinar de las herramientas y recursos infotecnológicos que serán empleados en la estrategia metodológica.
- Seleccionar los medios de enseñanza-aprendizaje, los recursos humanos e informacionales que sostendrán las acciones metodológicas, como son las bases de datos científicas, el Internet, las computadoras, la bibliografía, los bibliotecarios, entre otros.
- Comprobar el funcionamiento de las computadoras en el laboratorio, las conexiones, el acceso a Internet, la disponibilidad de las bases de datos y el horario establecido.

<u>Fase 3: Virtualización de los recursos educativos</u>

Objetivos:

1. Virtualizar los contenidos en el Aula Virtual de Salud, a fin de incrementar el empleo de las TIC en el proceso de enseñanza-aprendizaje.
2. Elaborar contenidos digitales para el proceso de enseñanza-aprendizaje de la asignatura.

Acciones metodológicas:

- Determinar de las herramientas y recursos infotecnológicos que serán empleados en la estrategia metodológica.
- Actualización de los contenidos e incorporación de nuevas actividades y recursos en el Curso habilitado en el Aula Virtual de Salud
- Organización contenidos según los temas previstos en el programa de la asignatura y las competencias informacionales previstas a desarrollar en el espacio del Aula Virtual de Salud.
- Determinar las diferentes formas organizativas y los componentes didácticos a utilizar en cada una de ellas, los recursos informacionales y bibliografía en formato digital dentro del Aula Virtual de Salud.
- Elaboración de los materiales docente, preguntas de control y diseño de las actividades evaluativas desde el espacio del Aula Virtual de Salud.

Etapa 3. Ejecución y control

Constituye la tercera etapa de la estrategia metodológica propuesta. En ella se desarrolla la implementación y evaluación de los contenidos incluidos en la estrategia. Está integrada por dos fases: ejecución y control. En la primera fase la estrategia metodológica diseñada será implementada en un grupo de estudiantes de la facultad, quienes recibirán capacitación y acompañamiento en el uso de las herramientas y recursos tecnológicos propuestos desde la asignatura competencias informacionales y entornos colaborativos en red. Posteriormente, en la segunda fase, se evaluará el impacto de la estrategia en el desarrollo de las competencias informacionales de los estudiantes, a través de diversos indicadores, entre ellos como la mejora del uso de las TIC en el proceso de enseñanza-aprendizaje para la formación de competencias informacionales, la creación de recursos digitales, la participación en comunidades virtuales, entre otros.

Objetivos:

1. Impartir la asignatura Competencias informacionales y entornos colaborativos en red a los estudiantes de cuarto año del curso regular diurno de la carrera Sistemas de Información en Salud como muestra seleccionada.
2. Ejecutar todas las acciones metodológicas previstas en la estrategia.

3. Habilitar y emplear los canales de intercambio de información entre el profesor y los estudiantes, como vía de empleo de las TIC para facilitar el proceso de desarrollo de las competencias informacionales a través de la tecnología móvil.
4. Evaluar el desarrollo de las competencias informacionales a través de las actividades de evaluación y control desde el desempeño académico y la visita a las áreas de educación en el trabajo.
5. Desarrollar las habilidades en el área práctica, las cuales serán evaluadas a través de la tarjeta de evaluación de habilidades de la educación en el trabajo.

Fase 1: Ejecución

Objetivos:

1. Impartir la asignatura Competencias informacionales y entornos colaborativos en red a los estudiantes de cuarto año del curso regular diurno de la carrera Sistemas de Información en Salud como muestra seleccionada.
2. Ejecutar todas las acciones metodológicas previstas en la estrategia.
3. Habilitar y emplear los canales de intercambio de información entre el profesor y los estudiantes, como vía de empleo de las TIC para facilitar el proceso de desarrollo de las competencias informacionales a través de la tecnología móvil.

Acciones metodológicas:

- Determinar de las herramientas y recursos infotecnológicos que serán empleados en la estrategia metodológica.
- Actualización de los contenidos e incorporación de nuevas actividades y recursos en el Curso habilitado en el Aula Virtual de Salud
- Organización contenidos según los temas previstos en el programa de la asignatura y las competencias informacionales previstas a desarrollar en el espacio del Aula Virtual de Salud.
- Determinar las diferentes formas organizativas y los componentes didácticos a utilizar en cada una de ellas, los recursos informacionales y bibliografía en formato digital dentro del Aula Virtual de Salud.
- Aplicar herramientas y recursos informacionales como son los gestores bibliográficos (Zotero, Endnote, Mendeley entre otros) para la organización, recuperación y utilización de la bibliografía

como tecnología para apoyar el PEA y la utilización del Google académico, para crear perfiles, bibliotecas, alertas para el monitoreo de una determinada temática, realizar búsquedas, recuperarlas, referenciar y citar autores reconocidos.

- Ejecutar las formas organizativas que se planificaron, las actividades prácticas y teóricas previstas para el desarrollo de las competencias informacionales.

Fase 2: Control

Objetivos:

1. Evaluar el desarrollo de las competencias informacionales a través de las actividades de evaluación y control desde el desempeño académico y la visita a las áreas de educación en el trabajo.
2. Desarrollar las habilidades en el área práctica, las cuales serán evaluadas a través de la tarjeta de evaluación de habilidades de la educación en el trabajo.

Acciones metodológicas:

- Elaboración de las actividades de control y evaluación en el espacio del Aula Virtual de Salud.
- Información a los estudiantes del cronograma de rotaciones en la educación en el trabajo e indicación de las habilidades que deben ser desarrolladas en ellas.
- Ejecución de las actividades de control a la educación en el trabajo.
- Evaluación del desempeño en las áreas donde los estudiantes realizan las actividades de educación en el trabajo, haciendo énfasis en el empleo de las herramientas infotecnológicas y las TIC para la solución de problemas del entorno laboral.
- Evaluación de los contenidos impartidos en el curso según la planificación establecida en el programa de estudio de la asignatura, potenciando el empleo de las TIC para la solución de los ejercicios propuestos.
- Concretar la evaluación, la que deberá realizarse de forma sistemática, de manera que los estudiantes se apropien de los conocimientos, habilidades y comportamientos para el desarrollo de una cultura informacional, utilizando las diversas formas de evaluación.
- Realizar un ejercicio final teórico práctico donde los estudiantes demuestren los conocimientos y competencias desarrolladas durante la ejecución del curso.

Etapa 4. Evaluación y retroalimentación

Constituye la última etapa de la estrategia metodológica propuesta. En la misma se realizará el análisis de resultados obtenidos de la implementación y evaluación de la estrategia metodológica, con el fin de identificar fortalezas, debilidades y posibles mejoras para futuras implementaciones. De igual manera los resultados obtenidos serán divulgados y socializados a través de artículos científicos, presentaciones en congresos y seminarios, y publicaciones en revistas especializadas, con el objetivo de contribuir al conocimiento y desarrollo de las competencias informacionales en el ámbito universitario desde el pregrado.

La evaluación cumple función diagnóstica, formativa y de control, se utilizará en sus distintas modalidades: evaluación, coevaluación y autoevaluación, para emitir los criterios de valor en el cumplimiento de los objetivos propuestos en la asignatura y las actividades metodológicas propuestas. Es necesario precisar que la evaluación será durante todo el proceso, antes, durante y después, de ese modo se garantiza la retroalimentación continua y el cumplimiento del objetivo.

Esta etapa consta de dos fases: evaluación y retroalimentación.

Objetivos:

1. Evaluar con sistematicidad cada una de las etapas y fases del proceso en cuanto a los conocimientos, habilidades, comportamientos y valores que han adquirido los estudiantes durante su formación continua dentro del desarrollo de la asignatura.
2. Diagnosticar el mejoramiento y desarrollo de las competencias informacionales previstas.
3. Evaluar el nivel de satisfacción con el desarrollo de la estrategia metodológica a partir de los contenidos, empleo de las TIC, organización de los contenidos y actividades, entre otros aspectos.
4. Validar la estrategia a partir del criterio de expertos.
5. Adecuar los contenidos, etapas, fases y acciones a partir de los resultados alcanzados para obtener en próximas ediciones resultados cualitativamente superiores.

Fase 1: Evaluación

Objetivos:

1. Evaluar con sistematicidad cada una de las etapas y fases del proceso en cuanto a los conocimientos, habilidades, comportamientos y valores que han adquirido los estudiantes durante su formación continua dentro del desarrollo de la asignatura.
2. Diagnosticar el mejoramiento y desarrollo de las competencias informacionales previstas.
3. Evaluar el nivel de satisfacción con el desarrollo de la estrategia metodológica a partir de los contenidos, empleo de las TIC, organización de los contenidos y actividades, entre otros aspectos.

Acciones metodológicas:

- Análisis de los resultados obtenidos por los estudiantes durante el desarrollo de la asignatura.
- Análisis de los resultados obtenidos por los estudiantes durante la educación en el trabajo.
- Aplicación post-curso del cuestionario de autoevaluación de competencias informacionales ALFIN-HUMASS adaptado por Fernández [20].
- Aplicación de la encuesta de satisfacción.

Fase 2: Retroalimentación

Objetivos:

1. Validar la estrategia a partir del criterio de expertos.
2. Adecuar los contenidos, etapas, fases y acciones a partir de los resultados alcanzados para obtener en próximas ediciones resultados cualitativamente superiores.

Acciones metodológicas:

- Determinación de la pertinencia social de la estrategia metodológica propuesta.
- Validación de la estrategia metodológica por expertos.
- Validación de los instrumentos a aplicar por expertos.
- Actualización de la estrategia a partir de los resultados alcanzados durante su ejecución y validación.

2.3.3. Plano contextual

Este plano está caracterizado por el desarrollo de las competencias informacionales con el empleo de las TIC. Queda demostrado tras el análisis de los resultados alcanzados durante la evaluación sistemática y final del desarrollo de las competencias informacionales por parte de los estudiantes tanto en el escenario del aula universitaria, el aula virtual como el área de desempeño de la educación en el trabajo.

Conclusiones del capítulo

Fueron descritos los referentes teóricos que sustentan la implementación de la estrategia metodológica propuesta. Se realizó la definición operacional de la estrategia metodológica con el empleo de las tecnologías de la información y las comunicaciones para el desarrollo de competencias informacionales en los estudiantes de la Facultad de Tecnología de la Salud de la Universidad de Ciencias Médicas de La Habana. Se modeló la estrategia metodológica propuesta. De igual forma fue descrita la estrategia propuesta.

CAPÍTULO III

IMPLEMENTACIÓN Y VALORACIÓN DE LOS RESULTADOS

Capítulo III. Implementación y valoración de los resultados

Introducción al capítulo

En este capítulo se aborda el proceso de implementación de la estrategia metodológica. Para ello se abordan los resultados obtenidos tras aplicar diagnóstico y el cuestionario inicial para la caracterización del auditorio, la caracterización del entorno de implementación, así como los resultados alcanzados por los estudiantes durante el desarrollo de la misma. Se describe la estrategia metodológica propuesta y se presentan, además, los resultados de las validaciones por expertos de los instrumentos aplicados y de la estrategia en sí misma, así como los resultados de la encuesta de satisfacción de los estudiantes que cursaron la asignatura con la estrategia implementada.

3.1 Diagnóstico inicial de competencias informacionales con el empleo de las tecnologías de la información y las comunicaciones en estudiantes de pregrado de la Facultad de Tecnología de la Salud de la Universidad de Ciencias Médicas de La Habana

3.1.1. Diseño del diagnóstico inicial

El diagnóstico inicial se realizó a través del cuestionario de autoevaluación de competencias ALFIN-HUMASS adaptado por Fernández [20]. Este cuestionario está diseñado para conocer la opinión acerca de los conocimientos y habilidades en el procesamiento y uso de la información. En el mismo el estudiante indicará su evaluación de las siguientes habilidades marcando con un círculo la que mejor exprese su respuesta, en una escala del 1 (la más baja) al 9 (excelente). Asimismo, evaluará cada habilidad relacionada con tres variables (compromiso de motivación, eficacia propia y fuente de aprendizaje).

3.1.2. Valoración de los resultados del diagnóstico inicial

Para el análisis de los indicadores “compromiso de la motivación” y “eficacia propia” se empleó como medida de resumen la mediana. En el caso de la “fuente de aprendizaje” se empleó la moda. De esta forma se evitó el sesgo por la presencia de valores aberrantes o incongruentes dentro de la observación, a partir de las respuestas brindadas por los encuestados.

Para la interpretación de los datos se empleó la siguiente escala:

1 Baja; 2-3 Media Baja; 4-6 Media; 7-8 Media Alta y 9 Alta

Los resultados globales del diagnóstico inicial se muestran en la tabla 1, donde se aprecian los indicadores agrupados según las medidas de tendencia central declaradas agrupados por las cuatro categorías de conocimientos y habilidades que presenta el instrumento aplicado.

Tabla 1. Resultados del diagnóstico inicial

<table>
<tr><th>Con respecto a...</th><th>Compromiso de la motivación</th><th>Eficacia propia</th><th>Fuente de aprendizaje</th></tr>
<tr><td rowspan="2">Conocimientos-Habilidades</td><td>Baja Alta</td><td>Baja Alta</td><td rowspan="2">Cl - Clases - 1
Co - Cursos - 2
B - Biblioteca - 3
A - Autopreparación - 4 O - Otros - 5</td></tr>
<tr><td>1 2 3 4 5 6 7 8 9</td><td>1 2 3 4 5 6 7 8 9</td></tr>
<tr><td>Búsqueda de Información</td><td>6</td><td>6</td><td>1</td></tr>
<tr><td>Evaluación de la información</td><td>8</td><td>8</td><td>1</td></tr>
<tr><td>Procesamiento de la información</td><td>6</td><td>7</td><td>1</td></tr>
<tr><td>Comunicación y difusión de la información</td><td>5</td><td>6</td><td>1</td></tr>
</table>

Atendiendo al criterio "compromiso de la motivación", se observa una tendencia a una valoración media, tres de los cuatro indicadores se encuentran con valores entre 4 y 6, sobresaliendo en la categoría media – alta la evaluación de la información como conocimiento/habilidad que más motiva a los estudiantes.

En el caso de la eficacia propia, existen una tendencia a una mejor valoración por parte de los estudiantes, dos de los criterios obtienen una calificación media, mientras los dos restantes la obtienen de media – alta. En este aspecto, los conocimientos/habilidades donde los estudiantes aprecian una mayor eficacia propia son la evaluación y el procesamiento de la información.

En cuanto a la fuente de aprendizaje, existe consenso de que los conocimientos/habilidades estudiados se adquieren en las clases.

3.2. Caracterización de los estudiantes según el cuestionario inicial de competencias

La muestra estudiada está compuesta por 29 estudiantes, de ellos 13 del sexo masculino y 16 del sexo femenino, predominando el sexo femenino con una relación de 1.23 mujeres/hombre dentro de la muestra.

La edad promedio es 22 años, siendo todos estudiantes provenientes del preuniversitario. En este aspecto cabe resaltar que solo una minoría, 4 (15%) aprobó las pruebas de ingreso y solicitó la carrera que estudia desde la primera convocatoria, por lo que la motivación hacia el perfil profesional es un elemento a trabajar con fuerza durante cada asignatura y año académico.

La totalidad de la muestra respondió contar con conexión a internet, de ellos el 10.3% (3) lo hacen menos de una hora al día, el 13.8% (4) lo hacen entre una y cinco horas y el 75.9% (22) lo hacen más de 5 horas.

Dentro del empleo del internet, entre las opciones ofrecidas, destacaron el uso para leer por estudiar e interacción con las redes sociales, con 24 estudiantes en ambas opciones, lo que representó el 82.8% en cada una de ellas respecto al total encuestado. Siguieron por orden descendente las opciones ver videos por distracción y videos instructivos, con 22 estudiantes, lo que representó el 75.9% en cada aspecto indagado. La categoría de menor incidencia fue jugar, con 4 estudiantes, para un 13.8%.

Referido al conocimiento de la alfabetización informacional, como método de formación y desarrollo de las competencias informacionales, solo cinco estudiantes respondieron de forma positiva, lo que representó el 17.2%.

Sobre el conocimiento de los entornos virtuales de enseñanza aprendizaje, el 86.2% respondió afirmativamente, siendo estos los mismos que plantearon conocer el Aula Virtual de Salud.

Sobre las habilidades indagadas, las de búsqueda y procesamiento de la información fueron las únicas en las que todos los estudiantes plantearon tener habilidades. Del resto de los ítems preguntados, destacaron por contar con un alto porcentaje de afirmación los relacionados con el reconocimiento y respeto al trabajo y las ideas expresadas por otros autores con un 82.8% y el aprendizaje a través de entornos digitales con un 86.2% de respuestas afirmativas respecto al total encuestado.

Estos resultados permitieron corroborar la autoevaluación de competencias realizada por los estudiantes al responder el cuestionario diagnóstico empleando el instrumento ALFIN-HUMASS.

3.3. Caracterización del entorno de implementación

La Facultad de Tecnología de la Salud de la Universidad de ciencias Médicas de La Habana se encuentra ubicada en la calle Carvajal # 155 / A y Agua Dulce, municipio Cerro. Es una facultad con carácter provincial y recibe estudiantes de algunos municipios de las provincias Artemisa y Mayabeque. Constituye el centro

Rector Metodológico Nacional para las carreras de Tecnología de la Salud. Para la implementación de la estrategia metodológica cuenta con:

- Biblioteca Médica equipada con 10 computadoras que cuentan con conectividad a Internet. El fondo documental impreso es pobre y mayormente se encuentra desactualizado. La biblioteca desde la pandemia, no ha brindado los servicios habituales, causado fundamentalmente por la carencia de recurso humano especializado y las afectaciones a la infraestructura docente tras el paso del huracán Ian que provocó destinar la biblioteca como escenario docente para a carrera Sistemas de Información en Salud en sustitución de las aulas afectadas por el evento meteorológico.
- Laboratorios de informática, dos para todas las carreras, excepto Sistemas de Información en Salud que por ser propia de la disciplina cuenta con dos propios, todos equipados y con conectividad a Internet.

Para la educación en el trabajo se seleccionaron dos escenarios:

- Biblioteca de la Facultad de Ciencias Médicas Calixto García, con poco equipamiento, pero con conectividad en el que posee, fondo documental impreso con buen grado de actualización, fundamentalmente en las tesis de distintos fines y que posee recurso humano calificado, especializado y con categoría docente.
- Biblioteca de la Facultad de Ciencias Médicas Salvador Allende, contigua a FATESA, con personal calificado, poco equipamiento, pero conectividad en el que posee y de igual forma cuenta con espacio y condiciones para el desarrollo de las competencias informacionales.

3.4. Implementación de la estrategia metodológica para el desarrollo de competencias informacionales con el empleo de las tecnologías de la información y las comunicaciones en estudiantes de pregrado de la Facultad de Tecnología de la Salud de la Universidad de Ciencias Médicas de La Habana

3.4.1. Diseño de la implementación

La implementación de la estrategia metodológica se realizó en la carrera Sistemas de información en Salud, empleando, como ya fue declarado, una muestra de 27 estudiantes que recibieron la asignatura “Competencias informacionales y entornos de trabajo colaborativo en red”.

La muestra inicial fue dividida en dos grupos, ajustados fielmente a la distribución designada por secretaría docente. El primer grupo, SIS 41, con un total de 12 estudiantes y SIS 42 con 17 estudiantes. Con esta muestra se realizó el diagnóstico inicial y el cuestionario inicial.

Durante el curso de la investigación ocurrieron dos bajas en la muestra investigada, ambas del segundo grupo (SIS 42), ambos por abandono de la carrera, de ellos uno por salir del país y el otro por problemas familiares, el cual no solicitó licencia de matrícula. La muestra final, con la que se realizó la validación de la investigación y diagnóstico final, quedó constituida por 27 estudiantes, organizados en los dos grupos lectivos de la carrera, SIS 41 con 12 estudiantes y SIS 42 con 15.

La distribución por sexos final fue de 12 del sexo masculino y 15 del sexo femenino, predominando el sexo femenino con una relación de 1.25 mujeres/hombre dentro de la muestra.

El período de implementación fue el curso 2022, en el segundo semestre.

3.4.2. Ejecución de la implementación

Como ha sido enunciado, la estrategia metodológica se implementó en la asignatura competencias informacionales y entornos de trabajo colaborativo en red, la cual cuenta en la actualización realizada con 8 temas docentes que abordan la formación y desarrollo de las competencias informacionales. El programa abarca 120 horas clases presenciales y se complementa con 114 horas de educación en el trabajo y 46 de trabajo independiente, unidas a 4 horas dedicadas al examen final teórico-práctico, para un total de 234 horas y una extensión de 17 semanas lectivas.

Los principales contenidos abordados están relacionados con la alfabetización informacional, desarrollo del pensamiento crítico, competencias informacionales, estudios métricos de la información, paradigma Web 2.0., Sistemas de Gestión de Contenido (SGC o CMS) para compartir información y conocimiento (Wiki, Blogs y otros), Entornos Virtuales para el trabajo corporativo en RED (Plone, Drupal y otras como plataforma tecnológica. Instalación y configuración de servicios) y por último Entornos Virtuales de Enseñanza Aprendizaje. Moodle como plataforma tecnológica. Instalación y configuración.

La asignatura se encuentra disponible en el Aula Virtual de Salud, en el área de trabajo de la Facultad de Tecnología de la Salud FATESA, correspondiente a la Carrera Sistemas de Información en Salud según el año académico y semestre en que se imparte.

En el curso virtual se habilitaron temas según los planificados en el programa de la asignatura, dentro de cada uno pueden encontrarse actividades como Foros, Cuestionarios, Tareas, carpetas con la bibliografía recomendada, los materiales y presentaciones docentes, Wiki, Taller, entre otros recursos y actividades que permite la plataforma Moodle.

De forma colateral, se habilitó un segundo curso donde los estudiantes adquieren el rol de profesor, en el cual ponen en práctica dentro del tema dedicado a cada uno, todos los conocimientos adquiridos durante el transcurso del curso. Este espacio está dedicado fundamentalmente al desarrollo de las habilidades del Tema 8, aunque se orienta planificar las actividades teniendo en cuenta los conocimientos y habilidades adquiridos a lo largo de la asignatura.

El examen final de la asignatura, consiste en un examen teórico – práctico, en el cual los estudiantes responden un cuestionario integrador desde el AVS y en el área de prácticas desarrolla los ejercicios indicados en una boleta que escoge al azar.

Para la adecuada implementación de todas las actividades planificadas en la estrategia metodológica, se habilitó un grupo de WhatsApp para el intercambio de información, comentarios e iniciativas entre profesores y estudiantes, así como desarrollar habilidades empleando la tecnología móvil, al constituir esta la vía de acceso más común por la que se conectan los estudiantes al AVS.

Se emplearon las TIC para el desarrollo propio de la asignatura, como medio de comunicación y como herramienta de trabajo, al emplear herramientas infotecnológicas para el desarrollo de las competencias informacionales en los estudiantes.

3.5. Validación de la estrategia metodológica para el desarrollo de competencias informacionales con el empleo de las tecnologías de la información y las comunicaciones en estudiantes de pregrado de la Facultad de Tecnología de la Salud de la Universidad de Ciencias Médicas de La Habana

3.5.1. Estrategia de la validación

Se establecieron cuatro momentos de validación, cada uno caracterizado por el contenido y los sujetos involucrados en el proceso. La estrategia de validación fue diseñada a través de la consulta a especialistas (empleando el juicio de expertos) para los instrumentos aplicados (cuestionario inicial y encuesta de satisfacción) así como la estrategia metodológica propuesta; satisfacción de los usuarios; resultados del desempeño académico de los estudiantes y por último la aplicación del cuestionario de autoevaluación de competencias ALFIN-HUMASS (inicio y fin del estudio).

3.5.2. Validación por consulta a especialistas empleando el juicio de expertos

La consulta a especialistas se realizó en tres ocasiones. En cada ocasión se exploró a través del instrumento diseñado por Escobar y Cuervo [89] para la validación de contenidos por juicio de expertos.

Se aplicó a cinco especialistas en tres ocasiones, en la primera para evaluar el cuestionario inicial de competencias, en la segunda para validar la estrategia metodológica propuesta y en la tercera para validar la encuesta de satisfacción, quienes cuentan con un elevado conocimiento sobre CI y desempeño académico. Los requisitos de selección para los especialistas fueron:

- ser profesor universitario
- consentimiento de cada uno a participar
- estar vinculados con la actividad científica investigada

Los especialistas aceptaron participar de forma voluntaria y anónima en la evaluación de la estrategia metodológica y los instrumentos solicitados, voluntad que plasmaron en el Consentimiento Informado solicitado.

Después de su consentimiento a participar como especialistas, se le envió a través del correo electrónico o por entrega personal los instrumentos diseñados para la validación de los contenidos del cuestionario inicial de competencias, la estrategia metodológica y la encuesta de satisfacción.

3.5.2.1. Validación por consulta a especialistas empleando el juicio de expertos del cuestionario inicial

En el cuestionario inicial para la caracterización de la muestra y determinar las competencias informacionales que poseen, se midieron 12 indicadores relacionados con las CI a desarrollar, teniendo como indicadores de evaluación la suficiencia, coherencia, relevancia y claridad. En cada aspecto el experto debería consignar para cada atributo una puntuación entre 1 y 4 puntos, donde 1 significa escaso o nulo y 4 significa mucho. En caso de que el puntaje sea inferior a 3, debería justificar en el apartado observaciones las razones que considere.

Los aspectos evaluados se agruparon según las dimensiones determinadas para el análisis de la variable, las cuales constituyeron conocimientos informacionales, habilidades informacionales, actitudes informacionales y aptitudes informacionales.

La valoración por parte de los expertos de forma general mostró resultados positivos, lo cual pudo ser comprobado no solo por la valoración descriptiva de las respuestas, sino a través de pruebas de la estadística no paramétrica.

Para realizar una evaluación de la concordancia de las respuestas de todos los especialistas consultados, se aplicaron métodos de la estadística no paramétrica. Se plantearon las hipótesis siguientes:

H_0: existe concordancia entre los expertos en cuanto a la coherencia, relevancia, claridad y suficiencia de los aspectos evaluados para el cuestionario inicial de competencias.

H_1: no existe concordancia entre los expertos en cuanto a la coherencia, relevancia, claridad y suficiencia de los aspectos evaluados para el cuestionario inicial de competencias.

Como se trata de muestras independientes, se realizará la prueba de Kruskal-Wallis para muestras independientes, teniendo en cuenta los siguientes supuestos:

1. Los datos no siguen una distribución normal.
2. Intervalo de confianza: 95%
3. Nivel de significación: 0.05

Al evaluar los resultados tras aplicar la prueba de Kolmogorov-Smirnov se obtienen estadísticos significativos, P-Value (Coherencia), P-Value (Relevancia), P-Value (Claridad) y P-Value (Suficiencia)en todas las preguntas evaluadas refleja valores menores de 0,05 por lo que se rechaza la hipótesis nula y concluye que los datos no se ajustan a una distribución normal. Teniendo en cuenta esto, no se puede hacer uso de las pruebas paramétricas.

Por ello se decide aplicar la Prueba de Kruskal-Wallis para muestras independientes. Al evaluar los valores de la significación asintótica, se obtienen valores mayores de 0,05 en todas las preguntas evaluadas, por lo que, no se rechaza la hipótesis nula y se concluye que existe concordancia entre los expertos en cuanto a la coherencia, relevancia, claridad y suficiencia de los aspectos evaluados para la estrategia metodológica.

3.5.2.2. Validación por consulta a especialistas empleando el juicio de expertos de la estrategia metodológica.

La estrategia metodológica para su aplicación en esta investigación consideró el autor realizar su validación, a través del instrumento diseñado para ello, con vista a cumplir con los atributos métricos esenciales para su empleo -fiabilidad y validez- con la finalidad de realizar la validación de contenido: suficiencia, claridad, coherencia y relevancia.

Los aspectos sometidos a la valoración por expertos fueron los siguientes:

- Objetivos de la estrategia metodológica
- Estructura de la estrategia metodológica
- Correspondencia entre los objetivos de cada fase, etapa y general
- Organización de las acciones metodológicas
- Fundamentos de la estrategia metodológica
- Correspondencia entre las acciones metodológicas y las competencias informacionales a desarrollar.

La opinión de los especialistas que evaluaron la estrategia metodológica coincide en la mayoría, respecto a los atributos medidos con una puntuación elevada, en la factibilidad de las actividades metodológicas planificadas para desarrollar las CI en los estudiantes.

No obstante, algunos consideraron que deben realizarse modificaciones en cuanto a incorporar las tendencias educativas a medida que se desarrolla la tecnología, que ayuden a mejorar el desarrollo de las CI en los estudiantes.

Para realizar una evaluación de la concordancia de las respuestas de todos los especialistas consultados, se aplicaron métodos de la estadística no paramétrica. Se plantearon las hipótesis siguientes:

H_0: existe concordancia entre los expertos en cuanto a la coherencia, relevancia, claridad y suficiencia de los aspectos evaluados para la estrategia metodológica.

H_1: no existe concordancia entre los expertos en cuanto a la coherencia, relevancia, claridad y suficiencia de los aspectos evaluados para la estrategia metodológica.

Como se trata de muestras independientes, se realizará la prueba de Kruskal-Wallis para muestras independientes, teniendo en cuenta los siguientes supuestos:

1. Los datos no siguen una distribución normal.
2. Intervalo de confianza: 95%
3. Nivel de significación: 0.05

Al evaluar los resultados tras aplicar la prueba de Kolmogorov-Smirnov se obtienen estadísticos significativos, P-Value (Coherencia), P-Value (Relevancia), P-Value (Claridad) y P-Value (Suficiencia)en todas las preguntas evaluadas refleja valores menores de 0,05 por lo que se rechaza la hipótesis nula y concluye que los datos no se ajustan a una distribución normal. Teniendo en cuenta esto, no se puede hacer uso de las pruebas paramétricas.

Por ello se decide aplicar la Prueba de Kruskal-Wallis para muestras independientes. Al evaluar los valores de la significación asintótica, se obtienen valores mayores de 0,05 en todas las preguntas evaluadas, por lo que, no se rechaza la hipótesis nula y se concluye que existe concordancia entre los expertos en cuanto a la coherencia, relevancia, claridad y suficiencia de los aspectos evaluados para la estrategia metodológica.

3.5.2.3. Validación por consulta a especialistas empleando el juicio de expertos de la encuesta de satisfacción

La encuesta de satisfacción fue evaluada por los especialistas, en su totalidad opinaron, cumple con los atributos medidos: coherencia, relevancia y claridad, aspectos medidos en el instrumento aplicado para su evaluación.

Para realizar una evaluación de la concordancia de las respuestas de todos los especialistas consultados, se aplicaron métodos de la estadística no paramétrica. Se plantearon las hipótesis siguientes:

H_0: existe concordancia entre los expertos en cuanto a la coherencia, relevancia y claridad de las preguntas de la encuesta de satisfacción.

H_1: no existe concordancia entre los expertos en cuanto a la coherencia, relevancia y claridad de las preguntas de la encuesta de satisfacción.

Como se trata de muestras independientes, se realizará la prueba de Kruskal-Wallis, teniendo en cuenta los siguientes supuestos:

1. Los datos no siguen una distribución normal.
2. Intervalo de confianza: 95%
3. Nivel de significación: 0.05

Para iniciar la prueba comprobamos que los datos no cumplen con una distribución normal. Al evaluar los resultados tras aplicar la prueba de Kolmogorov-Smirnov se obtienen estadísticos significativos, P-Value (Coherencia), P-Value (Relevancia) y P-Value (Claridad) en todas las preguntas evaluadas menores de 0,05 por lo que se rechaza la hipótesis nula y concluye que los datos no se ajustan a una distribución normal. Teniendo en cuenta esto, no se puede hacer uso de las pruebas paramétricas.

Por ello se decide aplicar la Prueba de Kruskal-Wallis para muestras independientes. Al evaluar los valores de la significación asintótica, se obtienen valores mayores de 0,05 en todas las preguntas evaluadas, por lo que, no se rechaza la hipótesis nula y se concluye que existe concordancia entre los expertos en cuanto a la coherencia, relevancia y claridad de las preguntas de la encuesta de satisfacción.

3.5.3. Validación por nivel de satisfacción de los usuarios.

Para la validación por nivel de satisfacción de los usuarios, se aplicó la escala de Likert en una encuesta de 7 preguntas y escala de 3 y 5 puntos. La encuesta de satisfacción fue aplicada a los 27 estudiantes que constituyeron la muestra final del estudio, pues ocurrieron dos bajas en la investigación.

La escala Likert, que lleva el nombre de su desarrollador, Rensis Likert, inventada en la década de 1930, es una escala de calificación de uso popular que requiere que los encuestados indiquen el grado de acuerdo o desacuerdo con cada una de una serie de afirmaciones sobre los objetos estímulo. Se establecen escalas de medición pares e impares, y la escala Likert de 5 puntos y la escala Likert de 7 puntos con un punto medio se usan mucho más comúnmente en cuestionarios y encuestas [90].

Un beneficio importante de las preguntas tipo Likert es su flexibilidad, ya que se pueden utilizar para recopilar información sobre el sentimiento hacia una amplia gama de temas. Algunas escalas típicas de respuesta a encuestas son las siguientes [90]:

Acuerdo: Evaluar en qué medida los encuestados están de acuerdo o en desacuerdo con declaraciones u opiniones.

Valor: Medir el valor percibido o la importancia de algo.

Pertinencia: Medir la relevancia o idoneidad de elementos o contenidos específicos.

Frecuencia: Determinar con qué frecuencia ocurren ciertos eventos o comportamientos.

Importancia: Evaluar la importancia o trascendencia de diversos factores o criterios.

Calidad: Evaluar el nivel de calidad de productos, servicios o experiencias.

Probabilidad: Estimar la probabilidad de eventos o comportamientos futuros.

Medida: Medir el alcance o grado en que algo es verdadero o aplicable.

Competencia: Evaluar la competencia o habilidades percibidas de individuos u organizaciones.

Comparación: Comparar y clasificar preferencias u opiniones.

Actuación: Evaluar el desempeño o la eficacia de sistemas, procesos o individuos.

Satisfacción: Medir qué tan satisfecho e insatisfecho está alguien con el producto y servicio.

Para el instrumento diseñado para la investigación, se emplearon las relacionadas con la satisfacción. La valoración de los resultados, se emplearon preguntas de 3 y 5 puntos, en el caso de las temáticas abordadas, fueron de satisfacción, probabilidad, valor y medida.

Escala de satisfacción:

Muy satisfecho – 5; Satisfecho – 4; Ni satisfecho ni insatisfecho – 3; Poco satisfecho – 2; No satisfecho – 1.

Escala de probabilidad:

Definitivamente lo hará – 5; Probablemente lo hará – 4; No sé – 3; Probablemente no lo hará – 2; Definitivamente no lo hará – 1.

Escala de medida:

Extremadamente – 5; Muy bien – 4; Moderadamente – 3; Ligeramente – 2; De ningún modo – 1.

Escala de valor:

Muy positivo – 5; Positivo – 4; Ni positivo ni negativo – 3; Negativo – 2; Muy negativo – 1.

La pregunta de 3 puntos se diseñó empleando como posibles respuestas: Sí, No y No sé.

La encuesta de satisfacción de los estudiantes se puede implementa a partir de la aplicación del instrumento, se obtuvieron los resultados siguientes:

El grado de satisfacción expresado con la asignatura de forma general, se valora por los estudiantes como satisfecho (4), valor que se obtiene como promedio, mediana y moda. Este valor fue aportado por el 51.9% de los estudiantes, seguido de la categoría muy satisfecho (5) que fue referida por el 33.3%.

El grado de satisfacción con los contenidos impartidos mostró resultados similares al evaluado en el ítem anterior. Dentro de los valores negativos cabe destacar que sólo 1 estudiante (3.7%) refirió sentirse poco satisfecho, mientras que otros 3 (11.1%) plantearon una valoración neutral, al referir sentirse ni satisfechos ni insatisfechos.

El grado de satisfacción con el empleo de las TIC en el proceso de desarrollo de la asignatura se valora de forma positiva, al contar con 16 evaluaciones de satisfecho (59.3%) y 10 de muy satisfecho (37.0%).

En cuanto a la probabilidad de aplicación de los conocimientos adquiridos para el desempeño académico y profesional, 13 estudiantes plantearon que definitivamente lo harán, lo que representó el 48.1% del total de la muestra final, en tanto otros 12 (44.4%) plantearon que probablemente lo harán, lo cual se traduce en una valoración positiva a partir de considerar que pueden servirle los conocimientos adquiridos en su desempeño.

Al indagar sobre el desarrollo de las competencias informacionales a través de la asignatura empleando la estrategia metodológica aplicada, 16 estudiantes (59.2%) manifestaron que lo hicieron extremadamente, mientras 8 (29.6%) marcó la categoría muy bien. Ningún estudiante refirió negatividad en esta pregunta.

En cuanto a la influencia de las TIC en el proceso de desarrollo de las competencias informacionales, 15 estudiantes (55.5%) planteó que consideran de forma muy positiva la influencia, mientras los 12 restantes (45.5%) plantearon que fue de forma positiva.

Para realizar una evaluación de la concordancia de los resultados obtenidos, se aplicaron métodos de la estadística no paramétrica. Se plantearon las hipótesis siguientes:

H_0: existe concordancia en el nivel de satisfacción con la estrategia metodológica empleada entre los dos grupos.

H_1: no existe concordancia en el nivel de satisfacción con la estrategia metodológica empleada entre los dos grupos.

Como se trata de muestras independientes, se realizará la prueba de U Mann-Withney, teniendo en cuenta los siguientes supuestos:

1. Los datos no siguen una distribución normal.
2. Intervalo de confianza: 95%
3. Nivel de significación: 0.05

Para iniciar la prueba comprobamos que los datos no cumplen con una distribución normal. Al evaluar los resultados tras aplicar la prueba de Kolmogorov-Smirnov se obtienen estadísticos significativos, P-Value (SIS41) y P-Value (SIS42) en todas las preguntas evaluadas menores de 0,05 por lo que se rechaza la hipótesis nula y concluye que los datos no se ajustan a una distribución normal. Teniendo en cuenta esto, no se puede hacer uso de las pruebas paramétricas.

Por ello se decide aplicar la Prueba de U Mann-Whitney para muestras independientes. Al evaluar los valores de la significación asintótica (bilateral), se obtienen valores mayores de 0,05 en todas las preguntas evaluadas, por lo que, no se rechaza la hipótesis nula y se concluye que existe concordancia en el nivel de satisfacción con la estrategia metodológica empleada entre los dos grupos.

3.5.4. Validación por resultados académicos alcanzados por los estudiantes durante la implementación de la estrategia metodológica

Un elemento importante para corroborar la eficacia de la estrategia metodológica constituye la evaluación del desempeño académico de los estudiantes durante el curso de la asignatura. Por ello, el investigador decidió realizar este tipo de validación.

Para realizarla, tuvo en cuenta los resultados finales de la asignatura Competencias informacionales y entornos colaborativos en red, los cuales analizó de forma cuali-cuantitativa. Cabe señalar que en la asignatura el 100% de los estudiantes promovió, de ellos 24 en el examen teórico-práctico ordinario y 3 en la primera convocatoria de extraordinario.

Con evaluación de Excelente (5 puntos) concluyeron 5 estudiantes del grupo SIS 41 y SIS 42 respectivamente, para un total de 10 evaluados con esta calificación. Con evaluación de Bien (4 puntos) fueron evaluados 7 estudiantes del grupo SIS 41 y 10 del grupo SIS 42.

De forma descriptiva, se puede concluir que, de los 27 estudiantes muestreados, 10 alcanzaron evaluación Excelente, lo que representó el 37% del total, mientras el 63% restante, obtuvo la calificación de Bien.

Para evaluar desde la estadística no paramétrica este resultado, se plantearon las hipótesis siguientes:

H_0: la evaluación media en cada grupo fue de 4 puntos (Bien).

H_1: la evaluación media en cada grupo fue distinta de 4 puntos (Bien).

Como se trata de muestras independientes, se realizará la prueba de U Mann-Withney, teniendo en cuenta los siguientes supuestos:

1. Los datos no siguen una distribución normal.
2. Intervalo de confianza: 95%
3. Nivel de significación: 0.05

Para iniciar la prueba comprobamos que los datos no cumplen con una distribución normal. Al evaluar los resultados tras aplicar la prueba de Kolmogorov-Smirnov se obtienen estadísticos significativos, P-Value (SIS41) y P-Value (SIS42) menores de 0,05 por lo que se rechaza la hipótesis nula y concluye que los datos no se ajustan a una distribución normal. Teniendo en cuenta esto, no se puede hacer uso de las pruebas paramétricas.

Por ello se decide aplicar la Prueba de U Mann-Whitney para muestras independientes. Al evaluar los valores de la significación asintótica (bilateral), se obtienen valores mayores de 0,05 por lo que, no se rechaza la hipótesis nula y se concluye la evaluación media en cada grupo fue de 4 puntos (Bien).

3.5.5. Validación según instrumento de evaluación de competencias informacionales

Para realizar la validación según instrumento de valuación de competencias informacionales, se empleó por segunda ocasión el cuestionario ALFIN-HUMASS presentado por Fernández [20].

Como se realizó en el caso del diagnóstico inicial, para el análisis de los indicadores "compromiso de la motivación" y "eficacia propia" se empleó como medida de resumen la mediana. En el caso de la "fuente de aprendizaje" se empleó la moda. De esta forma se evitó el sesgo por la presencia de valores aberrantes o incongruentes dentro de la observación, a partir de las respuestas brindadas por los encuestados.

Para la interpretación de los datos se empleó la siguiente escala:

1 Baja; 2-3 Media Baja; 4-6 Media; 7-8 Media Alta y 9 Alta

Tabla 2. Resultados del diagnóstico final

Con respecto a...	**Compromiso de la motivación**	**Eficacia propia**	**Fuente de aprendizaje**
Conocimientos-Habilidades	**Baja Alta** **1 2 3 4 5 6 7 8 9**	**Baja Alta** **1 2 3 4 5 6 7 8 9**	**Cl - Clases - 1** **Co - Cursos - 2** **B - Biblioteca - 3** **A - Autopreparación - 4 O - Otros - 5**
Búsqueda de Información	8	8	1
Evaluación de la información	8	8	1
Procesamiento de la información	9	9	1
Comunicación y difusión de la información	8	8	1

Los resultados globales del diagnóstico inicial se muestran en la tabla 2, donde se aprecian los indicadores agrupados según las medidas de tendencia central declaradas agrupados por las cuatro categorías de conocimientos y habilidades que presenta el instrumento aplicado.

Según el criterio "compromiso de la motivación", se observa una tendencia a una valoración media - alta, tres de los cuatro indicadores se encuentran con valores de 8, sobresaliendo en la categoría alta el procesamiento de la información como conocimiento/habilidad que más motiva a los estudiantes.

En el caso de la eficacia propia, existen una tendencia a una similar valoración respecto al elemento evaluado con anterioridad, tres de los criterios obtienen una calificación media – alta, mientras el restante obtuvo una calificación alta. En este aspecto, el conocimiento/habilidad donde los estudiantes aprecian una mayor eficacia propia es el procesamiento de la información.

En cuanto a la fuente de aprendizaje, existe consenso de que los conocimientos/habilidades estudiados se adquieren en las clases.

Al tener en cuenta el diagnóstico inicial, se analiza a continuación la variación entre las valoraciones final e inicial, para determinar cuántos puntos en la evaluación incrementaron o decrecieron los elementos evaluados. Los resultados se muestran en la tabla 3.

Tabla 3. Variación entre diagnóstico final e inicial.

<table>
<tr><th>Con respecto a...</th><th>Compromiso de la motivación</th><th>Eficacia propia</th><th>Fuente de aprendizaje</th></tr>
<tr><td>Conocimientos-Habilidades</td><td>Baja Alta
1 2 3 4 5 6 7 8 9</td><td>Baja Alta
1 2 3 4 5 6 7 8 9</td><td>Cl - Clases - 1
Co - Cursos - 2
B - Biblioteca - 3
A - Autopreparación - 4 O - Otros - 5</td></tr>
<tr><td>Búsqueda de Información</td><td>2</td><td>2</td><td>0</td></tr>
<tr><td>Evaluación de la información</td><td>1</td><td>0</td><td>0</td></tr>
<tr><td>Procesamiento de la información</td><td>3</td><td>2</td><td>0</td></tr>
<tr><td>Comunicación y difusión de la información</td><td>3</td><td>2</td><td>0</td></tr>
</table>

Cabe resaltar que en el caso del compromiso de la motivación es la categoría de mayor avance, mientras la fuente de aprendizaje no presentó variación entre ambos momentos de evaluación. Los conocimientos/habilidades de mayor crecimiento en las evaluaciones fueron el procesamiento de la información y la comunicación y difusión de la información.

Conclusiones del capítulo

Fue abordado el proceso de implementación de la estrategia metodológica, se analizaron los resultados del cuestionario inicial para la caracterización del auditorio, la caracterización del entorno de implementación, así como los resultados alcanzados por los estudiantes durante el desarrollo de la misma. A partir de las validaciones por expertos de los instrumentos aplicados y de la estrategia en sí misma, así como los resultados de la encuesta de satisfacción de los estudiantes que cursaron la asignatura con la estrategia implementada y los diagnósticos aplicados antes y después de la implementación, se asevera que la estrategia metodológica cumple con el objetivo propuesto, por lo que se afirma, además, que es válida para su futura generalización.

CONCLUSIONES GENERALES

Conclusiones generales

- Las competencias informacionales constituyen objeto de análisis en la actualidad y requieren ser abordadas de una forma distinta en la educación superior y general.
- El análisis de la literatura científica permitió sistematizar los referentes teórico-metodológicos sobre el proceso de desarrollo de competencias informacionales en estudiantes universitarios como objeto de estudio en la investigación y los núcleos teóricos que lo integran, proceso, desarrollo y competencias informacionales. De igual forma aportó los referentes teóricos para el campo de acción determinado por el empleo de las TIC en el proceso de desarrollo de competencias informacionales. Constituyó la base para la definición operacional del objeto de estudio para la investigación.
- Al caracterizar la variable dependiente, se demuestra que existen deficiencias en el desarrollo de acciones durante el proceso de enseñanza – aprendizaje desde el currículo en el desarrollo de competencias informacionales de los recursos humanos que se forman en carreras de Tecnología de la Salud en la Universidad de Ciencias Médicas de La Habana, unido al desuso de actividades para desarrollar las competencias informacionales a través de la utilización de las TIC, razones que sustentan la necesidad de implementar la estrategia metodológica para el desarrollo de competencias informacionales con el empleo de las TIC.
- La estrategia metodológica implementada posee en su estructura tres planos: el plano interno (integrado por los objetivos, fundamentos teóricos y competencias informacionales a desarrollar con el empleo de las TIC) del cual emana el plano externo que permite el desarrollo de las competencias integrado por cuatro etapas, que a su vez se integran por fases que permiten la articulación de acciones metodológicas, manifestándose entre estos relaciones de determinación, coordinación, subordinación, jerarquización y complementación. En ese sentido, se integran armónicamente diversas formas organizativas y el trabajo docente-metodológico que viabilizan que los estudiantes logren una eficiente gestión de la información y del conocimiento. Por último, el plano contextual donde se evidencia el desarrollo de las competencias informacionales con el empleo por las TIC demostrado por los estudiantes que participan en la implementación de la estrategia metodológica.
- Se observan resultados favorables en la validación por juicio de expertos tanto de la estrategia propuesta como de los instrumentos empleados en la investigación. Los cuestionarios diagnósticos

al inicio y fin de la implementación de la estrategia metodológica muestran resultados positivos al evaluar la variación entre uno y otro. Los resultados académicos de los estudiantes también son positivos, todo lo cual avala la pertinencia y eficacia de la propuesta.

RECOMENDACIONES

Recomendaciones

- Profundizar el tema de investigación a través de la continuidad de la superación profesional en estudio de doctorado.
- Incrementar y/o adecuar las acciones metodológicas a partir de las sugerencias de los expertos y las propias valoraciones de los estudiantes, lo cual posibilita la dinamización de los contenidos que se imparten en la asignatura Competencias informacionales y entornos de trabajo colaborativo en red.
- Actualizar la estrategia metodológica cada año, teniendo en cuenta el desarrollo científico-tecnológico (herramientas infotecnológicas, fuentes de información confiables y recursos informacionales).
- Extender la estrategia metodológica ajustada a un programa lectivo para todas las carreras de la Facultad Tecnología de la Salud.
- Impartir el programa que se diseñe a tales efectos, en el primer año de las carreras a fin de preparar a los estudiantes para un óptimo desempeño académico desde la formación de las competencias informacionales.

REFERENCIAS BIBLIOGRÁFICAS

Referencias bibliográficas

[1] MESA VÁZQUEZ Jorge, María Elena PARDO GÓMEZ y Gardenia Edith CEDEÑO MARCILLO. Competencias informáticas e informacionales en la gestión de información científica en la formación del posgrado. Estudios pedagógicos (Valdivia) [en línea]. 2022, vol. 48, 103–114.[consulta: 10 marzo 2023].Disponible en: http://www.scielo.cl/scielo.php?script=sci_arttext&pid=S0718-07052022000200103&nrm=iso

[2] OLAZABAL GUERRA, Daniel José, Aylin ESTRADA VELAZCO y Yanio HERNÁNDEZ HEREDIA. Las Tecnologías de la Información y las Comunicaciones en la formación de Competencias Informacionales. Revista Cubana de Tecnología de la Salud [en línea]. 2023, 14(4), 1-14 [consulta: 15 noviembre 2023]. ISSN 2218-6719. Disponible en: https://revtecnologia.sld.cu/index.php/tec/article/view/4058

[3] CHIM MANZANERO, Wendy Gabriela y Alfredo ZAPATA GONZÁLEZ. Competencias digitales del profesorado de nivel secundaria en Iberoamérica. Una revisión sistemática de 2011 a 2021. Revista Electrónica en Educación y Pedagogía [en línea]. 2022, 6(10) [consulta: 21 febrero 2023]. Disponible en: doi:10.15658/rev.electron.educ.pedagog22.04061006

[4] GUTIÉRREZ MARTÍN, Alfonso. Alfabetización múltiple y formación en TIC y Medios. Biblioteca Universitaria [en línea]. 2022, 25(1) [consulta:21 febrero 2023]. ISSN 2594-0074. Disponible en: doi:http://dx.doi.org/10.22201/dgbsdi.0187750xp.2022.1.1446

[5] SALAZAR FARFÁN, María del Rosario y Galia Susana LESCANO LÓPEZ. Competencias digitales en docentes universitarios de América Latina: Una revisión sistemática. Alpha Centauri [en línea]. 2022, 3(2), 02–13 [consulta:21 febrero 2023]. Disponible en: doi:10.47422/ac.v3i2.69

[6] GONZÁLEZ CALATAYUD, Victor, Marimar ROMÁN GARCÍA y María Paz PRENDES ESPINOSA. Formación en competencias digitales para estudiantes universitarios basada en el modelo DigComp. Edutec. Revista Electrónica de Tecnología Educativa [en línea]. 2018, 0(65) [consulta:21 febrero 2023]. Disponible en: doi:10.21556/edutec.2018.65.1119

[7] ALIAGA MARAÑON, Verónica. Módulo de alfabetización informacional para consolidar las competencias informacionales en los estudiantes de la carrera de administración de empresas de un instituto superior privado de Lima. [en línea]. Tesis de grado. Universidad San Ignacio de Loyola, 2022 [consulta: 21 febrero 2023]. Disponible en: https://repositorio.usil.edu.pe/items/d6577f06-4f52-4bf1-a318-72f6b73dd670/full

[8] AYUSO, Luis, Félix REQUENA, Olga JIMÉNEZRODRIGUEZ y Nadia KHAMIS. The Effects of COVID-19 Confinement on the Spanish Family: Adaptation or Change? [online]. 2020[cited: 21 febrero 2023]. Aviable:https://utpjournals.press/doi/abs/10.3138/jcfs.51.3-4.004

[9] OECD. Making the Most of Technology for Learning and Training in Latin America [online]. 2020[cited: 21 febrero 2023]. Aviable: https://www.oecd-ilibrary.org/content/publication/ce2b1a62-en

[10] LAURENTECÁRDENAS, Carlos Miguel, Raúl Alberto RENGIFO-LOZANO, Nicanor Segismundo ASMATVEGA y Lidia NEYRAHUAMANI. Desarrollo de competencias digitales en docentes universitarios a través de entornos virtuales: experiencias de docentes universitarios en Lima.

Eleuthera [en línea]. 2020, 22(2), 71–87 [consulta: 21 febrero 2023]. Disponible en: doi:10.17151/eleu.2020.22.2.5

[11] MARIACA GARRON, Magaly Cristit, María Luisa ZAGALAZ SÁNCHEZ, Tomas J. CAMPOY ARANDA y Carmina GONZÁLEZ GONZÁLEZ DE MESA. Revisión bibliográfica sobre el uso de las tic en la educación. Revista Internacional de Investigación en Ciencias Sociales [en línea]. 2022, 18, 23–40[consulta: 21 febrero 2023]. Disponible en: http://scielo.iics.una.py/scielo.php?script=sci_arttext&pid=S2226-40002022000100023&nrm=iso

[12] CALLE GONZÁLEZ, Silvia, Karen TORRES BELDUMA y Fernanda TUSA JUMBO. Las TICs, la enseñanza y la alfabetización digital de la familia. Transformación [en línea]. 2022, 18, 94–113[consulta: 21 febrero 2023]. Disponible en: http://scielo.sld.cu/scielo.php?script=sci_arttext&pid=S2077-29552022000100094&nrm=iso

[13] PLASENCIA URIZARRI, Thais María y Luis E. ALMAGUER MEDEROS. Competencias informacionales en estudiantes de doctorado del sector de la salud en la provincia Holguín, Cuba. Revista Habanera de Ciencias Médicas [en línea]. 2022, 21[consulta: 21 febrero 2023]. Disponible en: http://scielo.sld.cu/scielo.php?script=sci_arttext&pid=S1729-519X2022000200014&nrm=iso

[14] MAGUIÑA BALLÓN, AndreArmel. Alfabetización informacional en la modalidad blendedlearning en educación superior [en línea]. 2021.-09–01 [consulta: 21 febrero 2023]. ISBN 1562-4730. Disponible en: http://biblios.pitt.edu/ojs/index.php/biblios/article/view/859

[15] ALCÍVAR TREJO, Carlos, VARGAS PÁRRAGA, Juan CALDERÓN CISNEROS, Carlos TRIVIÑO IBARRA, Sara SANTILLÁN INDACOCHEA, Roberto SORIA VERA y Laura CÁRDENAS ZUMA. El uso de las TIC en el proceso de enseñanza- aprendizaje de los docentes en las Universidades del Ecuador. Espacios [en línea]. 2019, 40(2), 27[consulta: 24 febrero 2023]. ISSN 0798 1015. Disponible en: https://www.revistaespacios.com/a19v40n02/19400227.html

[16] PUIG MENESES, Yaima. De la informatización de la sociedad a la transformación digital en Cuba. Presidencia y Gobierno de Cuba [en línea]. 2021 [consulta: 11 marzo 2023]. Disponible en: https://www.presidencia.gob.cu/es/noticias/de-la-informatizacion-de-la-sociedad-a-la-transformacion-digital-en-cuba/

[17] REDACCIÓN MINSAP. ¿Cómo marcha el proceso de informatización en el sector de la salud? Ministerio de Salud Pública República de Cuba [en línea]. 2019 [consulta: 11 marzo 2023]. Disponible en: https://salud.msp.gob.cu/como-marcha-el-proceso-de-informatizacion-en-el-sector-de-la-salud/

[18] GUTIERREZ VERA, Dayami, Miday COLUMBIÉ PILETA, Tania Rosa GARCIA GONZALEZ, Lisandra DUANY OSORIA, Nadia Marisol SANTIZO PITTO y Eloy MORASEN ROBLES. Habilidades informacionales con enfoque en sistemas de información en salud. Revista Cubana de Tecnología de la Salud [en línea]. 2020, 11(1), 8 [consulta: 10 octubre 2023]. ISSN 2218-6719. Disponible en: https://revtecnologia.sld.cu/index.php/tec/article/view/1780

[19] ZELADA PÉREZ, Malena. Modelo curricular para el desarrollo de competencias informacionales en los profesores de la Universidad de Ciencias Médicas de La Habana [en línea]. La Habana, 2018 [consulta: 11 marzo 2023]. Tesis Doctoral. Universidad de Ciencias Médicas de La Habana. Disponible en: http://tesis.sld.cu/index.php/index.php?P=FullRecord&ID=681

[20] FERNÁNDEZ VALDÉS, María de las Mercedes. El desarrollo de competencias informacionales en ciencias de la salud a partir del paradigma de la transdisciplinariedad. Una propuesta formativa. [en

línea]. Granada, España, La Habana, Cuba, 2013 [consulta: 11 marzo 2023]. Tesis Doctoral. Universidad de Granada y Universidad de La Habana. Disponible en: http://tesis.sld.cu/index.php?P=FullRecord&ID=211&ReturnText=Search+Results&ReturnTo=index.php%3FP%3DAdvancedSearch%26Q%3DY%26G100%3D1028%26RP%3D5%26SR%3D5%26SF%3D84%26SD%3D1

[21] REAL ACADEMIA ESPAÑOLA. Diccionario de la Lengua Española [en línea]. 2022 [consulta: 11 marzo 2023]. Disponible en: https://dle.rae.es

[22] MALDONADO, José Ángel. Gestión de procesos [en línea]. 2018 [consulta: 03 octubre 2023]. Disponible en: https://d1wqtxts1xzle7.cloudfront.net/55606149/GESTION_DE_PROCESOS_2018-libre.pdf?1516650790=&response-content-disposition=inline%3B+filename%3DGESTION_DE_PROCESOS.pdf&Expires=1696376930&Signature=bPxkTUM7GdClLAbJ5A3Ah5VwXYlEt-QykedCVkG-9cYFIHM9Hj3DLgiIqKsUVvxTqjcAFwfLjnrMjzJ0xXpc1CPI00VnvaH4t1fcOhXWeziNzf3FDibzqFa~jJdV4ig3M--jfQbN92o-qj2yxiUwWNUNs5Bh0fk1AozwsO9RQe1VQEUW~utjpFuzM9s1Pz6mv4n005GXnx3FV5QkIZzvEEg92s6ibELjAuidhx2T24uUMWSCclT0rPsq8~LPE8tMqCdWVkx~V2g9SdWAamuJwNvRrIqbZso3rQ-LjmVkLFGfMvzs91Z5f9-Gxlm-cj2yqsTbAJwRL5NVbFjb~465Rw__&Key-Pair-Id=APKAJLOHF5GGSLRBV4ZA

[23] ISO 9000:2005 Sistemas de gestión de la calidad [en línea]. 2005 [consulta: 03 octubre 2023]. Disponible en: https://www.iso.org/obp/ui/#iso:std:iso:9000:ed-3:v1:es:term:3.2.5

[24] DUBOIS, Alfonso. Un concepto de desarrollo para el siglo XXI. Revista de asuntos económicos y administrativos [en línea]. 2002, 8, 1–11 [consulta: 11 noviembre 2023]. Disponible en: https://www.institutodeestudiosglobales.org/resources/Un%20concepto%20de%20desarrollo%20para%20el%20siglo%2021..pdf

[25] LONDON, Silvia y María Marta FORMICHELLA. El concepto de desarrollo de Sen y su vinculación con la educación. Economía y Sociedad [en línea]. 2006, XI(017), 17–32 [consulta: 11 noviembre 2023]. ISSN 18070-414X. disponible en: https://ri.conicet.gov.ar/bitstream/handle/11336/131525/CONICET_Digital_Nro.e118e324-041c-482d-975d-512a59b6fd95_A.pdf?sequence=2&isAllowed=y

[26] HERNÁNDEZ GARZÓN, Yamile. La formación de competencias informacionales en estudiantes universitarios. Caso Universidad de Bogotá Jorge Tadeo Lozano. [en línea]. Colombia, 2019 [consulta: 11 noviembre 2023]. Tesis de Maestría. Pontificia Universidad Javeriana. Disponible en: https://repository.javeriana.edu.co/bitstream/handle/10554/46136/Tesis_Maestría_en_Educación_Hernandez_Yamile.pdf?sequence=2&isAllowed=y

[27] MOIRA, Brent y Ruth STUBBINGS. The SCONUL Seven Pillars of Information Literacy. Core Model For Higher Education [online]. 2011 [cited: 21 mayo 2023]. Aviable: https://www.sconul.ac.uk/sites/default/files/documents/coremodel.pdf

[28] HERNÁNDEZ SAMPIERI, Roberto, Carlos FERNÁNDEZ COLLADO y Pilar BAPTISTA LUCIO. Metodología de la Investigación [en línea]. 6ta ed. México D.F.: McGraw Hill, 2014 [consulta: 21 mayo 2023]. ISBN 978-1-4562-2396-0. Disponible en: https://www.uca.ac.cr/wp-content/uploads/2017/10/Investigacion.pdf

[29] JIMÉNEZ PUERTO, Carlos Lázaro y María de las Mercedes CALDERÓN MORA. La competencia informacional como requisito para la formación académica en el siglo XXI. Gaceta Médica Espirituana [en línea]. 2020, 22(3), 147–159[consulta: 21 mayo 2023]. ISSN 1608-8921. Disponible en: http://scielo.sld.cu/scielo.php?script=sci_arttext&pid=S1608-89212020000300147&nrm=iso

[30] ZAPE GRANDA, Sindy Dayana. Programa de alfabetización informacional, lectura y escritura para Instituciones de Educación Superior [en línea]. Colombia, 2020 [consulta: 10 octubre 2023]. Tesis de Grado. Universidad Nacional Abierta y a Distancia UNAD. Disponible en: https://repository.unad.edu.co/handle/10596/38538

[31] HERNÁNDEZ CAMPILLO, Thais Raquel, Bárbara María CARVAJAL HERNÁNDEZ y María de los Ángeles LEGAÑOA FERRÁ. Análisis a las competencias informacionales en la formación continua de los docentes universitarios. Bibliotecas. Anales de Investigación [en línea]. 2020, 16(1), 61–69 [consulta. 07 octubre 2023]. ISSN 0006-176X. Disponible en: http://revistas.bnjm.sld.cu/index.php/BAI/article/view/47

[32] JIMÉNEZ PUERTO, Carlos Lázaro, María de las Mercedes CALDERÓN MORA yYaleidys CORRALES VALDIVIA. El proceso de formación, una mirada hacia las competencias informacionales. Pedagogía y Sociedad [en línea]. 2020, 23(28), 51–75 [consulta: 07 octubre 2023]. Disponible en: http://revistas.uniss.edu.cu/index.php/pedagogia-y-sociedad/article/view/1075

[33] RAMÍREZ GRANELA, R y MM FERNÁNDEZ VALDÉS. Diagnóstico de habilidades en alfabetización informacional de los profesionales de la Biblioteca Nacional de Cuba. Bib.An.Inves [en línea]. 2019, 15(1), 68–82 [consulta: 02 septiembre 2022]. Disponible en: http://revistas.bnjm.cu/index.php/BAI/article/view/114

[34] URIBE TIRADO, Álvaro y María PINTO MOLINA. La incorporación de la alfabetización informacional en las bibliotecas universitarias iberoamericanas. Análisis comparativo a partir de la información de sus sitios web. An. Documentación [en línea]. 2013, 16(2) [consulta: 03 septiembre 2022]. Disponible en: https://revistas.um.es/analesdoc/article/view/analesdoc.16.2.175541

[35] BARCELÓHIDALGO, MayreyDamilsy GÓMEZ PAZ. Formación de competencias informacionales basada en designthinking: experiencia de trabajo en la Universidad de Cienfuegos, Cuba. Palabra Clave (La Plata) [en línea]. 2022, 12(1), e167 [consulta: 07 octubre 2023]. Disponible en: doi:10.24215/18539912e167

[36] ANCHONDOGRANADOS, Rocío, Javier TARANGO ORTIZ, Jesús CORTÉS VERA y Juan Daniel MACHIN MASTROMATTEO. Definición de estándares en competencias informacionales en comunicación científica y su aplicación en docentes universitarios mexicanos. Anales de Documentación [en línea]. 2020, 23(2) [consulta: 21 mayo 2023]. ISSN 1697-7904. Disponible en: doi:10.6018/analesdoc.379381

[37] TISCAREÑO, Ma. Lourdes, Javier TARANGO y Jesús CORTÉSVERA. Desarrollo de competencias informacionales en universidades hispanoamericanas: fundamentos teóricos para un modelo integral de evaluación. e-Ciencias de la Información [en línea]. 2015, 6(1), 1–33 [consulta: 21 mayo 2023]. Disponible en: doi:10.15517/eci.v6i1.21826

[38] QUINDEMIL TORRIJO, Eneida María. De las competencias a las competencias informacionales. Reflexiones sobre la formación por competencias en el ámbito académico. Contribuciones a las

Ciencias Sociales [en línea]. 2011, 13 [consulta: 21 mayo 2023]. Disponible en: https://www.eumed.net/rev/cccss/13/emqt.html

[39] GONZÁLEZ GARCÍA, Tania Rosa. Modelo para el desarrollo de competencias investigativas con enfoque interdisciplinario en Tecnología de la Salud [en línea]. La Habana, 2017 [consulta: 27 julio 2023]. Tesis Doctoral. Universidad de Ciencias Médicas de La Habana. Disponible en: https://tesis.sld.cu/index.php?P=DownloadFile&Id=449

[40] Boletín de la Federación Española de Asociaciones de Archiveros bibliotecarios, arqueólogos, museólogos y documentalistas. 2008, LVIII(3). ISSN 02104164.

[41] MERSTENS, L. La gestión por competencia laboral en la empresa y la formación profesional. 1998.

[42] AUSTRALIAN AND NEW ZEALAND INSTITUTE FOR INFORMATION LITERACY ELEARNING. Normas de AlfabetizaciónInformacional. [enlínea]. B.m.: Australian and New Zealand Institute for Information Literacy elearning. 2004 [consulta: 27 julio 2023]. Disponible en: http://www.aab.es/pdfs/gtbunormas08.pdf

[43] JIMÉNEZROJO, Ángel. La competencia informacional y el pensamiento crítico en la enseñanza no universitaria: una revisión sistemática. RiiTE Revista Interuniversitaria de Investigación en Tecnología Educativa [en línea]. 2020, (9) [consulta: 27 marzo 2023]. Disponible en: doi:10.6018/riite.431381

[44] EISENBERG, Michael B, Janet MURRAY and Colet BARTOW. BIG6 by the month: a common sense approach to effective use of common standards for information literacy learning. Library Media Connection [online]. 2014, 32(6) [cited: 21 may 2023]. Aviable: https://www.proquest.com/docview/1550993651

[45] The 8Ws de Lamb OSLA [en línea]. 2019 [consulta: 21 mayo 2023]. Disponible en: http://www.bmns.sld.cu/declaraciones-modelos-y-normas

[46] SMALL, MC, ME PÉREZ y R ALVARADO. Modelos para la organización del proceso de búsqueda de información (Alfin). Estudios Pedagógicos Originales. 2017, Especial de Pedagogía.

[47] FERNÁNDEZ VALDÉS, María de las Mercedes y Roberto ZAYAS MUJICA. Las competencias informacionales como determinante para el uso equitativo de la información científica y la tecnología en salud. Bibliotecas. Anales de Investigación [en línea]. 2016, 12(1) [consulta: 21 mayo 2023]. ISSN 0006-176X. Disponible en: http://revistas.bnjm.cu/index.php/BAI/article/view/162

[48] CUEVAS, A. Lectura, alfabetización en información y biblioteca escolar. España: Ediciones Trea, 2007.

[49] ANGULO MARCIAL, Noel. Normas de competencias en información. BiD: Textos unirsitaris de biblioteconomia i documentació [en línea]. 2003, 11(10)[consulta: 21 mayo 2023]. Disponible en: https://bid.ub.edu/11angul2.htm

[50] OLAZABAL GUERRA, Daniel José. La alfabetización informacional. En: Competencias Informacionales y Entornos Colaborativos en Red. 2022.

[51] ZELADA PÉREZ, Malena. Alfabetización Informacional. En: Competencias Informacionales y Entornos Colaborativos en Red. 2020.

[52] CONGRESO DE COLOMBIA. Ley 1341 [en línea]. 30 julio 2009 [consulta: 02 agosto 2023]. Disponible en: https://mintic.gov.co/portal/inicio/Normatividad/Leyes/

[53] BIBLIOTECA MÉDICA NACIONAL DE CUBA. ¿Qué son las TIC? Biblioteca Médica Nacional [en línea]. 2023 [consulta: 02 agosto 2023]. Disponible en: http://www.bmns.sld.cu/que-son-las-tic

[54] BELLOCH ORTÍ, Consuelo. Las Tecnologías de la Información y Comunicación (T.I.C.) [en línea]. B.m.: Unidad de Tecnología Educativa. Universidad de Valencia. 2023 [consulta: 02 agosto 2023]. Disponible en: https://www.uv.es/~bellochc/pdf/pwtic1.pdf

[55] COLABORADOR DE DOCUSIGN. Qué son las TICs, sus ventajas y ejemplos para incorporar en tu negocio. DocuSign [en línea]. 10 octubre 2022. [consulta: 02 agosto 2023]. Disponible en: https://www.docusign.mx/blog/TICs

[56] UNIVERSIDAD LATINA DE COSTA RICA. ¿Qué son las TIC y para qué sirven? Universidad Latina de Costa Rica [en línea]. 9 julio 2020 [consulta: 02 agosto 2023]. Disponible en: https://www.ulatina.ac.cr/articulos/que-son-las-tic-y-para-que-sirven

[57] COBO ROMANÍ, Juan Cristóbal. El concepto de tecnologías de la información. Benchmarking sobre las definiciones de las TIC en la sociedad del conocimiento. zer [en línea]. 2009, 14(27), 295–318 [consulta: 02 agosto 2023]. ISSN 1137-1102. Disponible en: https://addi.ehu.es/bitstream/handle/10810/40999/2636-8482-1-PB.pdf?sequence=1&isAllowed=y

[58] FERNÁNDEZ MUÑOZ, Ricardo. Marco conceptual de las nuevas tecnologías aplicadas a la educación. [en línea]. 2015 [consulta: 02 agosto 2023]. Disponible es: http://www.uclm.es/profesorado/ricardo/DefinicionesNNTT. html

[59] PIMENTEL, Ramón. Las Tics, su origen-evolución y aportes a la educación. Sutori [en línea]. 2023 [consulta: 12 agosto 2023]. Disponible en: https://www.sutori.com/es/historia/las-tics-su-origen-evolucion-y-aportes-a-la-educacion--gpWHGu1ahY1FSw9PVu416db7

[60] MANSO PEREA, César, Aurora CUEVAS CERVERÓ y Sergio GONZÁLEZ-CERVANTES. Competencias informacionales en los estudios de grado en enfermería: el caso español. Revista Española de Documentación Científica [en línea]. 2019, 42(1), e229 [consulta: 26 marzo 2023]. Disponible en: doi:10.3989/redc.2019.1.1578

[61] ÁLVAREZ CADAVID, Gloria María y César Augusto GONZÁLEZ MANOSALVA. Apropiación de TIC en docentes de la educación superior: una mirada desde los contenidos digitales. Praxis Educativa [en línea]. 2022, 26(1), 1–25[consulta: 26 marzo 2023]. ISSN 2313-934X. Disponible en: doi:https://doi.org/10.19137/praxiseducativa-2022-260104

[62] CALLÍS FERNÁNDEZ, Sureima, Omara Margarita GUARTON ORTIZ, Virgen CRUZ SÁNCHEZ, Ada María DE ARMAS FERRERA, Ibis RUIZ GUERRERO y Gilberto QUEVEDO FREITES. Competencias informacionales en profesores del Policlínico Josué País García. In: EDUMED Holguín 2019: VIII Jornada Científica de la SOCECS [en línea]. 2019, [consulta: 26 marzo 2023]. Disponible en: http://edumedholguin2019.sld.cu/index.php/2019/2019/paper/view/233/154

[63] ALONSO VAZQUEZ, Ariadna Victoria, Daylin Elizabeth GONZÁLEZ GARCÍA, Ismael DESPAIGNE DESPAIGNE, Alexander RODRÍGUEZ PORTALES, Leonor MÉNDEZ LEYVA ylday MATEO GONZÁLEZ. Competencias informacionales en los profesionales del Hospital Ginecobstérico Docente en Palma Soriano, Cuba. EDUMECENTRO [en línea]. 2021, 13, 147–161[consulta: 26 marzo 2023]. ISSN 2077-2874. Disponible en: http://scielo.sld.cu/scielo.php?script=sci_arttext&pid=S2077-28742021000300147&nrm=iso

[64] CHAVEZ VILLADEAMIGO, Liliana y Liana GONZÁLEZ LIESEGANG. Informe del estado del arte de la implementación de Formación en Competencias Informacionales en la currícula de grado y/o en la

educación permanente para Facultad de Derecho – Udelar [en línea]. Documento de Trabajo No. 3. Montevideo: Udelar. 2019 [consulta: 10 octubre 2023]. Disponible en: http://eprints.rclis.org/38950/

[65] MACHADO RAMÍREZ, Evelio Felipe y Nancy MONTES DE OCA RECIO. La formación por competencias y los vacíos del diseño curricular. Transformación [en línea]. 2021, 17, 459–478[consulta: 10 octubre 2023]. ISSN 2077-2955. Disponible en: http://scielo.sld.cu/scielo.php?script=sci_arttext&pid=S2077-29552021000200459&nrm=iso

[66] VALVERDE GRANDAL, Oriettay Sol Ángel ROSALES REYES. Propuesta de programa para la formación de competencias informacionales en estudiantes de pregrado de Estomatología. Revista Cubana de Estomatología [en línea]. 2017, 54(1) [consulta 10 octubre 2023]. ISSN ISSN 0034-7507. Disponible en: http://scielo.sld.cu/scielo.php?script=sci_arttext&pid=S0034-75072017000100001

[67] SUÁREZ JORGE, Alinoet. Concepción teórico-metodológica para la alfabetización informacional en la preparación para el empleo en la carrera de Ciencias Informáticas de la UCI. La Habana, 2023. Tesis Doctoral. Universidad Tecnológica de La Habana "José Antonio Echeverría", CUJAE.

[68] ESTRADA MOLINA, Odiel, Dieter Reynaldo FUENTES CANCELL yWillian SIMÓN GRASS. Formación de competencias informacionales en Bioinformática desde los estudios de pregrado en la Universidad de las Ciencias Informáticas. Revista Cubana de Información en Ciencias de la Salud [en línea]. 2021, 32[consulta 10 octubre 2023]. ISSN 2307-2113. Disponible en: http://scielo.sld.cu/scielo.php?script=sci_arttext&pid=S2307-21132021000200010&nrm=iso

[69] AÑORGA MORALES, Julia, Dora L. ROBAU, G. MAGAZ y E. CABALLERO. Glosario de términos de Educación Avanzada. La Habana: ISPEJV. 2010, 48.

[70] AULA VIRTUAL DE SALUD. Parametrización. Doctorado Tutelar Asistido en Ciencias de la Educación Médica [en línea]. [consulta. 12 septiembre 2023]. Disponible en: https://aulavirtual.sld.cu/mod/glossary/showentry.php?eid=553

[71] LAZO, M. Estrategia de superación interventiva con enfoque interdisciplinario para el mejoramiento del desempeño profesional pedagógico de los profesores generales integrales. La Habana, 2007. Tesis Doctoral. Instituto Superior Pedagógico Enrique José Varona.

[72] ARTILES VISBAL, Leticia, Jacinta OTERO IGLESIAS e Irene BARRIOS OSUNA. Metodología de la Investigación para las Ciencias de la Salud. La Habana: Editorial Ciencias Médicas. 2009, 65–78.

[73] CAMPISTROUS, Luis y Celia RIZO. Indicadores e investigación educativa. La Habana: Instituto Central de Ciencias Pedagógicas de Cuba. 1998.

[74] LORENZO PÉREZ, Milene Beatriz. Estrategia Metodológica de Gestión de la Información Estadística en la Implementación del Programa Materno Infantil en Camagüey. Camagüey, 2019. Tesis de Maestría. Universidad de Ciencias Médicas de Camagüey.

[75] BORGES OQUENDO, Lourdes de la Caridad. Modelo de Evaluación de Impacto del posgrado académico en los docentes de la Facultad de Ciencias Médicas "General Calixto García" [en línea]. La Habana, 2014 [consulta: 17 septiembre 2023]. Tesis Doctoral. Universidad de Ciencias Pedagógicas Enrique José Varona. Disponible en: https://docs.bvsalud.org/biblioref/2018/06/884915/2014_borges_modelo_impacto_posgrado.pdf

[76] GONZÁLEZ GONZÁLEZ, Daniel y Norberto VALCÁRCEL IZQUIERDO. Evaluación y Acreditación Institucional. B.m.: Universidad Mayor, Real y Pontificia de San Francisco Xavier de Chuquisaca. Sucre, Bolivia: Centro de Estudios de Postgrado e Investigación. 2001

[77] SUÁREZ, Jennyffer, Denesy PALACIOS y Joffre VERA. Modelo de Estrategias Metodológicas para la optimización de los procesos pedagógicos. Encuentros [en línea]. 2023, (17), 77–90[consulta: 17 septiembre 2023]. ISSN 2343-6131. Disponible en: http://encuentros.unermb.web.ve/index.php/encuentros/article/view/379/335

[78] ORTIZ QUIZHPI, EM. Implementación de estrategias metodológicas basadas en el trabajo cooperativo para potenciar la atención a la diversidad de estilos de aprendizaje. Illari [en línea]. 2019, 1(7), 38–44 [consulta: 02 octubre 2023]. ISSN 1390-4485. Disponible en: https://revistas.unae.edu.ec/index.php/illari/article/view/305/257

[79] MAGALLÁN JIMÉNEZ, F, A FRANCO CASTRO y M TOBAR BOHÓRQUEZ. Estrategias metodológicas e innovadoras en el fortalecimiento de la geopolítica del Ecuador en los estudiantes universitarios. Reciamuc [en línea]. 2019, 2(1), 342–374 [consulta: 29 septiembre 2023]. ISSN 2588-0748. Disponible en: https://doi.org/10.26820/reciamuc/2.1.2018.342-374

[80] AGUILAR-GORDÓN, F. La propuesta metodológica como una alternativa para la integración de saberes. Revista Cátedra [en línea]. 2019, 2(2), 94–110 [consulta: 01 octubre 2023]. ISSN 2631-2875. Disponible en: https:// doi.org/10.29166/catedra.v2i2.1708

[81] MERO LINO, Edwin Antonio, María Mercedes ORTIZ HERNÁNDEZ a KleberGerminiano MARCILLO PARRALES. Estrategia metodológica para el desarrollo de las competencias digitales de los docentes universitarios del Ecuador. Serie Científica Universidad de las Ciencias Informáticas [en línea]. 2023, 16(9), 177–184 [consulta: 22 septiembre 2023]. ISSN 2306-2495. Disponible en: https://publicaciones.uci.cu/index.php/serie/article/view/1438

[82] SUAREZ JORGE, Alinoet. Concepción teórico-metodológica para la alfabetización informacional en la preparación para el empleo en Ciencias Informáticas. En: V Convención Científica Internacional UCIENCIA 2023. Presentación electrónica. Varadero, Matanzas, Cuba. 28 septiembre 2023.

[83] VALLE LIMA, Alberto D. La investigación pedagógica. Otra mirada. La Habana: Pueblo y Educación, 2012. ISBN 978-959-13-2263-0.

[84] VIGOSTKI, L. S. Pensamiento y lenguaje. Edición Revolucionaria. B.m.: Pueblo y Educación, 1968.

[85] CHÁVEZ, J a OTROS. Acercamiento necesario a la Pedagogía General. 2005.

[86] PROFUTURO. Competencias TIC para docentes según UNESCO. ProFuturo [en línea]. 3 agosto 2022.[consulta: 22 septiembre 2023]. Disponible en: https://profuturo.education/observatorio/competencias-xxi/competencias-tic-para-docentes-segun-unesco/

[87] MUJICA-SEQUERA, Ruth M. Tendencias Tecnológicas 2022. Docentes 2.0 [en línea]. 21 diciembre 2021 [consulta: 11 noviembre 2023]. Disponible en: https://blog.docentes20.com/2021/12/%E2%9C%8Dtendencias-tecnologicas-2022-docentes-2-0/

[88] MUJICA-SEQUERA, Ruth M. Tendencias Tecnológicas en la Educación 2023. Docentes 2.0 [online]. 21 junio 2023 [consulta: 11 noviembre 2023]. Disponible en: https://blog.docentes20.com/2023/06/%e2%9c%8dinfografia-tendencias-tecnologicas-en-la-educacion-2023-docentes-2-0/

[89] ESCOBAR PÉREZ, Jazmine a CUERVO MARTÍNEZ. Validación de contenido y juicio de expertos: una aproximación a su utilización. Avances en Medición [en línea]. 2008, 6, 27–36 [consulta: 10 octubre 2023]. Disponible en:

https://www.humanas.unal.edu.co/lab_psicometria/application/files/9416/0463/3548/Vol_6._Articulo3_Juicio_de_expertos_27-36.pdf

[90] TRAN, Astrid. 40 mejores ejemplos de escala Likert | Actualizado en 2023. AhaSlides [en línea]. 10 noviembre 2023 [consulta: 11 noviembre 2023]. Disponible en: https://ahaslides.com/es/blog/likert-scale-examples/

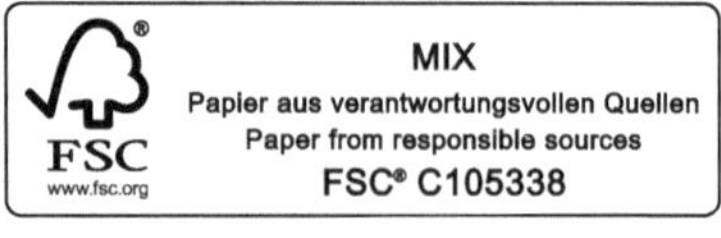

Printed by Books on Demand GmbH, Norderstedt / Germany